U0295955

食品安全时代 最安心的防御指南　　黄伯诚　著

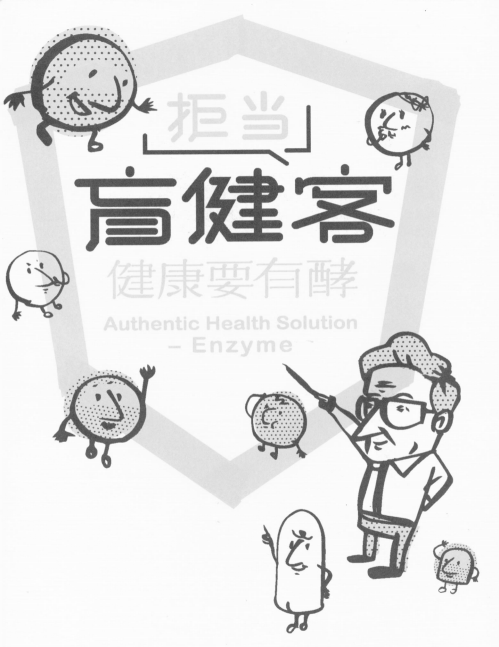

「拒当」

盲健客

健康要有酵

Authentic Health Solution
– Enzyme

上海交通大学出版社
SHANGHAI JIAO TONG UNIVERSITY PRESS

内容提要

生病了就看医生，作息不正常了就吃保健品，这样做就像蒙着眼睛挥剑，无法真正清除"警报发生"的根源，成为了不折不扣的"盲健客"。当各种健康隐患乘虚而入，就容易造成更加复杂而严重的疾病问题。通过本书，我们将为您进行一次次的健康检查，分析您的"警报"从何发生，又该如何解决，并进一步认识人类生命的守护者——酵素，通过探索营养与身体的亲密关系，了解"先清后补"的真相，为自己和家人找回健康的钥匙，开启更加幸福的人生。

本书详细介绍了酵素食品的起源、种类与功能，并且从细胞的层次阐释了酵素的重要性。回答了酵素为何能改善身体健康、酵素到底有何功效等问题。此外还对酵素食品做了完整的介绍。对于想进一步了解食品安全、保持健康的读者有一定的参考价值。

图书在版编目 (CIP) 数据

拒当盲健客 健康要有酵 / 黄伯诚著 . —上海：
上海交通大学出版社，2016
ISBN 978-7-313-14742-4

Ⅰ . ①拒… Ⅱ . ①黄… Ⅲ . ①酶 - 食品营养 - 关系 -
健康 - 基本知识 Ⅳ . ① R151.3

中国版本图书馆 CIP 数据核字（2016）第 069374 号

拒当盲健客 健康要有酵
著　　者：黄伯诚
出版发行：上海交通大学出版社　　　　地　址：上海市番禺路 951 号
邮政编码：200030　　　　　　　　　　电　话：021-64071208
出 版 人：韩建民
印　　制：上海天地海设计印刷有限公司　经　销：全国新华书店
开　　本：880mm×1230mm　1/32　　　印　张：7.375
字　　数：116 千字
版　　次：2016 年 4 月第 1 版　　　　　印　次：2016 年 4 月第 1 次印刷
书　　号：ISBN 978-7-313-14742-4/R
定　　价：29.80 元

文明人，你饮食安全吗？

黄伯诚

近年食品安全风暴持续蔓延，所有食品产业几乎无一幸免，让我们从惊觉"什么不能吃"到质疑"吃什么才安全"，发现自己早已深陷风暴之中。而这些食品安全问题所引起的关注，最终都要回归于一个问题：我们吃的每一样东西，究竟会对身体造成什么影响？而这些影响究竟是好还是坏？

其实，食品安全问题早就存在你我的生活中，因营养不均衡、作息不规律而导致身体大小警报不断，甚至累积成难以根治的慢性病，就是我们亟需解决的"食品安全"问题。一般人只注重于立即显见的病痛，感冒了就去看耳鼻喉科医生，骨折了就去打石膏，我们长期养成的习惯，就是忙于"消除警报"，而非找出"警报"发生的原因。表面的和平，让现代人个个成了"盲健客"，容易因一次次疏忽大意，让对健康不利的不速之客潜入身体，造成更复杂难解的疾病问题。

想要打造长久的健康体质，"对症下药"仅是一种掩耳盗铃的作法，我们必须深入人体健康的根本——自愈力，来一探究竟。大麻烦往往来自小毛病，小毛病则来自坏习惯；不良习惯造成自愈力降低，就容易形成大小病痛不断的恶性循环。关于自愈力的解答，其实早在 18 世纪就有学者以人体营养的角度归纳出初步概念，只是这样的结果一直未能被真正重视。而除了了解人体自愈力的运作，通过本书，我们也将为您进行一次次的健康检查，看看您与家人是否在某些现象上"对号入座"，接着分析这些警报从何发生，又该如何解决，一起从问题的根源找到开启健康之门的钥匙。

近年运动风潮盛行，许多平常窝在家中的朋友都开始走出户外路跑，"全民动起来"已不再是口号。不过，运动仅是达成健康的第一步，就像一顿丰盛大餐只吃了前菜，尚无法满足身体每天对多种营养的庞大需求。所以，各种广告开始提醒我们：常使用 3C 商品就应该吃叶黄素，骨头关节疼痛就要加强补钙，血液循环不良或记忆力变差，就表示您到了该补充银杏的阶段等等，让我们迫不及待地将这些保健食品买回家，甚至针对每一位家人的需求"量身购买"，每天按时补充、不敢怠慢。虽然国人对保健食品的依赖多是出于补偿心态，借此减少因生活作息或饮食习惯不良对健康造成的"亏欠感"，但保健食品日后将成为高科技时代的营养趋势，确实是毋庸置疑的。那么，这些吃进身体里的保健食品到底对身体产生了什么效果？又要如何判定呢？

保健食品的原理与药物不同，某些成效仅能"凭感觉"而较难量化，但我们却有方法能优化"吸收效果"。现在，请想像您的身体是一个干净的空杯子，我们不断注入不同的食物，再倒出去，几次往返后，杯内便沉积了不少残垢与杂质。现在，再往杯子里倒入满满的牛奶，此刻杯子里的东西究竟是纯净还是混浊的营养呢？这就和我们补充保健食品的原理是一样的。

一个满是污垢的杯子，就算努力装入再多营养，也终将成为奢华的浪费，何况是经年累月不断在"过滤杂质"的身体呢？

根据笔者研究酵素营养 30 余年的经验，本书将与各位分享，如何才能让杯子先"清"干净，再注入所需的营养，也就是以"先清后补"的概念，为健康打造稳妥扎实的地基。现在，就请与我一同踏上这趟人体寻根之旅，通过营养奥秘的探寻，一起发现更健康的自己。

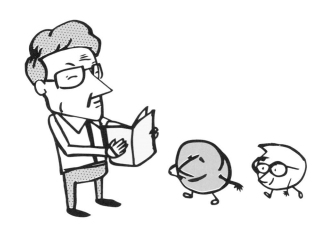

拒当盲健客　健康要有酵

这样吃最有酵

王明勇

"无毒的家"自然生活馆讲师

TVBS"健康两点灵""女人我最大""57 健康同学会"等知名节目嘉宾

知名养生食疗作家

体内酵素是攸关人类 60 兆个细胞进行新陈代谢的生化媒介，同时更是维持生命所有力量的来源。人一生中体内的潜在酵素在出生时就决定了，而且只会越用越少，越老越少，自己制造也有限，加上不懂得从饮食中摄取食物酵素，以及错误的生活方式，让许多人在不知情的状况下，过着缺乏酵素的生活，体力及免疫力当然大幅降低，于是小至疲劳、莫名疼痛、排便不畅等病痛不断，严重的话还会导致代谢疾病甚至癌症等各种恐怖的疾病。

健康生活要符合自然法则，阳光、空气、水、食物、运动、睡眠、情绪等都时时刻刻在影响我们的身体，正确的饮食习惯对于现代人尤其重要！因为生食、酵素、健康三者之间有着密切的关系。现代人生活繁忙压力大、三餐不济、暴饮暴食、缺乏运动及睡眠不足造成营养及酵素快速流失，因此对体内酵素的"开源"与"节流"就显得更加的重要。"开源"可以通过有机饮食并书中的"应用酵素的经验分享"适时补充富含酵素的食物或品质优良的酵素补充品，至于"节流"，除了每餐要有意识地选择食物及避免过量及过度摄入加工食品以外，我还提倡适度的节食或断食，这样可有效减少消化酵素的消耗，让代谢酵素更有效地发挥其功能以维持身体完整的新陈代谢，身体自然取得平衡后即能找回真健康。

推荐序二

轻松做好体内环保

邱　彰

美国哥伦比亚大学法学博士
美国新泽西州大学生化博士
北京大学客座教授

　　策划这本书的黄伯诚先生朴实、诚实，坚持走对的路超过 40 年。酵素食品发展协会在他的领导之下，长期致力于公众的食品健康与安全事业，真不是盖的。酵素是人体最重要的成分，从受精卵开始分裂那一刹那，酵素开始发挥作用，一直到咽下最后一口气，酵素鞠躬尽瘁。同时，我们的健康也与体内酵素的多寡及质量的优劣相关。因此罹患疾病的人，体内一定有一堆酵素在怠工！还好，酵素可以从体外补充，平时要多多摄取优质酵素食品，这就是保持健康的不二法门。黄伯诚理事长的书，对酵素食品的起源、种类与功能，娓娓道来，并且从细胞的层次来阐释酵素的重要性，十分有创意。酵素食品的制造过程，昂贵而费时，工艺稍有不精，则产品的气味、口味都会受影响，因此坊间大多数的公司都选择以营销产品为主，不会去研发，更不会去宣传正确观念。还好有黄伯诚理事长的坚持，努力推广酵素食品，间接促使厂商必须制造出品质更高、风味更佳的酵素食品，让我们可以轻松地做好体内环保。

谢谢黄伯诚理事长！谢谢酵素食品发展协会！

打造无毒的健康体质

欧阳英

欧阳英乐活生机网创办人
新加坡、马来西亚等地巡回食疗讲座讲师
知名食疗健康作家

现代人将近有 90% 处于亚健康状态，它是慢性疾病的前兆，若不好好保健身体则易导致高血压、糖尿病、心血管疾病等。在我的著作中一再提倡健康饮食的养生方法，因为它是一个改善亚健康身体的最佳方式。以蔬菜水果为主的饮食结构富含人体所需的各类维生素、矿物质、抗氧化营养素及酵素，其中酵素扮演了重要的一个角色，任何的食物吃下肚，从一开始的消化分解直到被人体吸收利用，都需要酵素的协助才能执行。

相信很多人都吃过酵素食品，但是却不清楚酵素到底对人体的功能性如何？为何能改善身体建康？酵素到底有何神奇之处呢？很开心在这本书中作者对酵素及酵素食品做了相当完整的介绍，在此将这本书籍推荐给所有喜爱酵素及热爱健康饮食的朋友们！

吃出健康，活出美丽

卢静怡

Skin 卢静怡皮肤专科诊所院长
海峡两岸医学美容交流学会特聘讲师
曾任台北长庚纪念医院皮肤科及放射美容中心主治医师

身为皮肤专科以及医学美容医师，多年的执业经验告诉我，不论是皮肤疾病的治疗，或是追求抗老美容的效果，疗效的卓越程度除了来自医师的专业与技术、治疗的正确选择、科技的进步，另一重点取决于个人体质与生活习惯，均衡饮食、规律作息、适度运动……健康的生活与身体，才是医疗美容治疗最强力的后盾。所以，我总是耳提面命地告诉患者：外表要年轻健康美丽，就必须先把身体照顾好。

随着人类文明的发展，虽然带给我们日新月异的物质享受，但是也带来过度文明的不良影响。除了 3C 产品发达造成生活作息不规律与睡眠不足，工作压力、空气以及各类环境污染，甚至令人恐慌的食品安全问题，都会在我们体内逐渐累积不好的毒素以及自由基，进而影响到身体的自我修复能力。面对现代的食品安全危机，每天吃下肚的食物让人隐忧，人们肠道健康状况逐年下降，大肠癌也成为近年癌症疾病的头号杀手。

大家都知道身体健康的重要，也想借由营养素的补充来增强抵抗力以及再生力，但是每天生活中累积的毒素堆积在肠道中，又缺乏净化与矫正平衡的好酵素，久而久之失去机能的肠道，就连真正的营养都吸收不了。如何吃出健康，不能只是一味补充，而是"先清再补"最有效，选择天然蔬果萃取的酵素帮助我们清理肠道废物，再借由适当且足够的营养素，消除自由基的伤害、增强自愈力，来维持身体健康、延缓老化，让人从内而外透出年轻美丽自信的光采。

美丽与健康，息息相关。美好人生，从健康开始。

有酵破解"食"面埋伏

萧佳芙

执业专业营养师
知名酵素品牌亚太地区专任讲师
台视"健康好简单"节目嘉宾

俗话说"民以食为天",如今馊水油、毒淀粉、三聚氰胺等食品安全问题不断发生,连最基本的每日饮食三大营养素:糖类、脂质、蛋白质都连续出了问题,自古有神农尝百草,而今全民却也在试万毒,到底能吃什么,又该如何自保,有效破解这一波波看似无止尽的未爆弹?

首先,请扪心自问,食品安全事件后您的饮食习惯是否有所改善? 2014年台北医学大学公共卫生系研究表明,食品安全风暴过后,台湾民众普遍担心黑心食品危害健康,但仅19%的民众大幅改变饮食习惯。只是大量接收可怕新闻,却无改善现状的实际作为，与原本被蒙蔽、受害的自己有何不同？毕竟，"光说不练"对健康可是毫无帮助的。

此外，体检报告更不该作为自欺欺人的借口，虽然没有定期服药需求、体检报告书没出现红字……但都不代表您是"真"健康。研究指出，只有5％的人是真正健康的，熬夜、外食、压力、过敏……等坏习惯与外在因素，早已让你我列入亚健康高危人群。

如果您不想再屈服于表面的和平，希望获得"真实"的健康共识，那就快来看看，本书如何教您有"酵"破解"食面埋伏"的时代，从根本重启自愈力，在无法完全避免有毒食品的今天，就让我们回归最原始的营养，利用防毒治愈工具且富含酵素、维生素的天然彩色蔬果，来启动身体防护罩，驱逐外毒、排出内毒，让您从容面对食品安全危机，在健康风暴中全身而退。

目　录

第一章　你为什么会生病 / 1

发现身体的天赋——自愈力 / 2

你为什么会生病？ / 6

谁在霸凌你的健康？ 追捕自愈力杀手 / 11

重组健康阵线，抢救你的自愈力 / 21

酵素——开启健康重生之门的钥匙 / 27

拒当"盲健客"！ 吃出防御好体质 / 32

第二章　酵素：大隐于内的生命守护者 / 37

酵素是什么？ / 38

找寻生活中的酵素 / 41

酵素与生命的关系 / 52

为什么现在的你缺乏酵素？ / 56

缺乏酵素对你有什么影响？ / 59

如何维持酵素的黄金平衡 / 68

第三章　酵素与健康 / 73

酵素与疾病，有何关系？ / 74

掌握酵素关键，肠保健康 / 76

从酵素看疾病：糖尿病与痛风 / 87

从酵素看疾病：免疫疾病 / 97

只要是人，都需要排毒？ / 104

"毒"究竟是什么？ / 111

酵素，让身体变得更干净 / 121

你出现好转反应了吗？ / 129

排毒做确实，健康又踏实 / 133

第四章　解开健康结的方法——发酵力 / 137

神奇的发酵力 / 138

发酵力：提升食物营养价值 / 146

请细胞吃顿大餐吧！天赋异禀的小分子营养 / 152

拒当盲健客　健康要有酵

酵素养生 4 steps 健康达阵！ / 163

如何选择优质的酵素食品？ / 169

第五章　还你好体质！有酵断食生活提案 / 173

什么是"酵素食品断食"？ / 174

酵素食品断食排毒的优势 / 177

酵素食品断食方式建议 / 179

酵素食品断食效果 / 180

第六章　酵素与酵素食品问与答 / 183

酵素篇 / 185

酵素食品篇 / 191

参考文献 / 213

第一章

你为什么会生病

发现身体的天赋——自愈力

随着科技的进步，人类对于建立健康的概念已相当成熟，想要延长自己的寿命，也许已不再是单纯空想。然而，目前的事实是：许多病毒的演化速度仍让我们望尘莫及，当遇上埃博拉病毒、新兴传染病或 H1N1 变种流感病毒时，人体自以为筑起的健康高墙，也能在一瞬间就崩解殆尽。近代科学不断研究，发现健康的根源就来自平衡且稳固的体质基础，也因为对改善"根本"健康的重视，以往打针、吃药、开刀等补救方式已经无法满足现代人。比起如何治疗，我们更想知道如何预防，因而"预防医学"成为近年热门的话题。那么，既然医药是治"标"，那该怎么做才是治"本"？所谓的"本"指的又是什么呢？

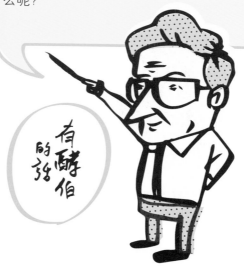

有酵的张伯

拒当盲健客　健康要有酵

树有根才能长存，那人呢？

为什么树被从中砍断了还能重生？为什么感冒不用看医生也能康复？两者的原理其实是相通的。

植物旺盛的生命力来自坚韧的根，从这种再生现象，我们可以看见一个原理：这种神奇的修复力量是潜藏于内的，是自然涌现的生命力。那人体呢？究竟是谁在帮助我们进行修复，将细菌、病毒消灭了呢？人体内这股如植物再生般的奇妙力量，我们通常称为"自愈力"。虽然自愈力是你我都有的天赐礼物，但当我们不小心受伤，为什么有的人可以几日就痊愈，有些人的病痛却久拖不愈？经过不断测试与研究，科学家们最终发现：人体内的自愈力量来自细胞，当细胞越健康、免疫力越强时，我们的修复能力就会越强，脱离病痛的速度就会越快，恢复健康的情形也就越好。相反，若是细胞不够强壮或营养不够充足，只要外在环境一变化，健康的假象很容易就会如玻璃般碎裂。为了让健康的状态更持久，须从现在开始重视细胞的保养与储存。

生命之河，细水长流

　　人体内的自然治愈力主要具有两种功能：一是防卫功能，帮助抗击体外入侵的病原体与人体内产生的癌细胞，也就是我们较熟知的免疫系统，这是人体与生俱来能与疾病战斗的力量；二是修补作用，能愈合伤口、接起断裂骨头、修复受损皮肤及止血等，也就是"自我再生"的能力。

　　人体自然治愈力的根源，就来自于生命的河流——血液。血液除了负责将营养素及氧气输送至全身，也具有修复伤口的能力，并且能和入侵的病原体作战，因此早在几千年前，人类就把血液视为生命力的根源。而且，若罹患心血管疾病，血液在分配与输送上就会出现问题。举例来说，当人体最末梢的脚趾得不到血液的供应时，便会造成细胞坏死，成了病原体伺机入侵、躲避免疫系统的绝佳场所，病原体藏匿于此不断繁殖，形成坏死后便只能进行截肢。所以，唯有从改善血液循环开始，疏通生命之河的渠道，才能从根本上滋养人体，孕育出最真实的健康。

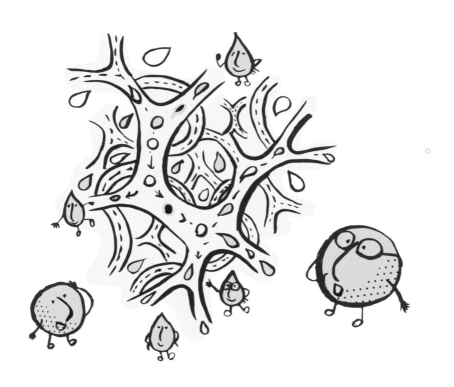

你为什么会生病？

现在我们知道，现代医学其实无法完全治愈某些疾病，仅能抑制疾病不再恶化，减轻疼痛感。如果想要治"本"，最终的方法还是要提升人体原有的自愈能力。那么，这种神奇的力量究竟是怎么运作的，又该如何维持与强化呢？

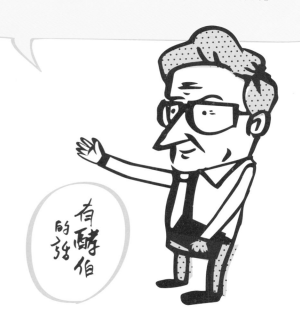

有酵伯的话

拒当盲健客　健康要有酵

自愈力是怎么运作的

也许你会好奇，究竟所谓的"自愈力"在人体内是如何运作的？

在一立方毫米的血液中，大约有7 000~8 000个白细胞，以及为数众多的淋巴细胞，这些白细胞与淋巴细胞的功能即是防止病菌入侵人体，而让人体维持健康的状态。当有病菌或异常细胞入侵人体时，这些免疫细胞会直奔前线将病菌吞噬，可谓人体健康的第一道防线。此外，自愈力也会自动修复体内受伤的部分，比如因为跌倒造成的轻微破皮、流血，只要经过一段时间，血小板就会促使血液凝结于伤口表面，达到止血的功能，直到伤口逐渐愈合，回到健康状态。

所以，当病毒入侵身体内部时，我们会先感觉到十分疲倦，甚至食欲不振，这些反应都是自愈力所释放出的保护措施，目的是要我们多休息，以集中能量和病毒作战。当我们痊愈时，精神变好且容易感到饥饿，也是自愈力所发出的信号，提醒我们要赶紧将消灭病毒所耗费的能量，通过饮食营养补充回来。

西方医圣希帕克拉底斯曾说："治疗疾病并不是医学的功劳，而是人类与生俱来的自然治愈力。"《人类的未知世界》一书的作者亚力克西思·卡莱尔博士则描述："身体对于各种突如其来的紧急状况，会自然调整体内的生理反应，以重建受损部分。"现在我们都知道，人体"自愈力"才是治愈体内疾病的关键。

现代人的自愈力正在逐渐减弱中？！

既然我们的身体内存在着这么一个伟大医生——"自然治愈力"，那为什么我们还会生病呢？

最主要的原因是：人体的自然治愈力正在减弱。

古老的医书记载，远古时代的人类很少罹患所谓的重大疾病，除非是受到瘟疫感染，不然一般人是不容易生病的。无论这是否是事实，却说明了古时候人类生病的机率比现代人小得多。究其原因，也许正是因为远古时代的人类并不像现代人食用各种药物来抵抗疾病，或是因为环境的变化让体内健康的细胞越来越少，因此以前人类体内的自然治愈力也就比现代人要强得多，自

拒当盲健客　健康要有酵

然生病的机会也相对地减少了。

早期的农村医疗水平并不发达，所以孩子们只要一感冒或受风寒，长辈总会提醒要多喝水，睡觉时盖上厚棉被让身体多发汗、多休息，没隔几天感冒就会自然痊愈了。但是，现在的小朋友，生活条件优越、不愁吃穿，健康状况却经常拉警报，不只容易生病感冒，甚至看医生吃了药，也要拖好几天才会康复。更明显的例子出现在学校，班上刚开始可能只有一两位同学感冒，最后却会变成全班性的集体感冒；还有像常年流行的肠病毒、新流感，也都好发于学龄孩童。这正好说明了，现代医学或生活环境使小朋友体内的自然治愈力在逐渐减弱，许多健康亮红灯的成年人，也都摆脱不了这些根本性的问题。长期下来，由于自然治愈力减弱，使得人体失去了治愈自己身体的能力，这正是导致现代人多病的最主要原因。然而，除了人类过度依赖医学，经常性使用药物导致抵抗力逐渐下降，还有一个与自愈力密不可分的重要因素——那就是心理健康。

现代人常为了芝麻绿豆般的小事，整日忧心忡忡，造成精神极度不安，或是因压力、烦忧、愤怒、恐惧、震惊、悲伤及过度疲劳等原因，造成心绪起伏过大。累积久了，由心理影响到生理，就容易导致自律神经失调，使体内荷尔蒙逐渐失去平衡，因而引发各种疾病。许多研究也证实，现今许多文明病都与心理健康有着极大的关系。

拒当盲健客　健康要有酵

随着科技越来越普及，你我的生活习惯也开始产生重大改变，而长期熬夜、过劳、外食，甚至抽烟、饮酒等不良习惯，也正一点一滴渗入我们的生活，这些因素就是霸凌人体自愈力的帮凶！

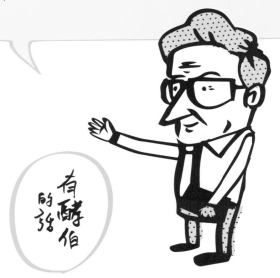

不当饮食

现代人因为工作及生活方式的改变，让在外饮食机率大增，形成不是热量过剩，就是营养不均衡的怪象，长期下来容易导致身体功能退化、健康状况变差。究竟在饮食当中我们应该要遵守哪些原则呢？

✓ **第一，改变对食物的烹调方式。**

尽量以蒸、煮、炖、凉拌来取代油炸、油煎等，尤其在地沟油风暴后，对油的来源、品质皆需特别注意。

油品如何选

参考来源：营养师刘怡里。

脂肪酸特性	🛢 油品	🍳 烹饪方式
单元不饱和脂肪酸丰富	橄榄油、苦茶油、黑芝麻油、白芝麻油、花生油	凉拌、沙拉
多元不饱和脂肪酸丰富	葵花油、葡萄籽油、玉米油、亚麻仁油、大豆油	炒菜、煎鱼
饱和脂肪酸丰富	猪油、椰子油、棕榈油	高温、油炸

拒当盲健客　健康要有酵

第二，尽量选用天然的食物。

新鲜食物在贮藏过程中，经常因为一些外在条件的破坏而导致变质。而借由食品加工技术，可以增加食物的美味、延长食物的保存期限并改变食物特性，但加工食品也常含有许多危害人体健康的因素。

（1）导致过敏：许多食品添加物中都含有导致过敏的成分，最常见的就是经常在烹调过程中加入的味精，易引发恶心、头痛等不良反应。又如金针菇等食物，为了使其外观鲜艳，常会加入亚硫酸盐与二氧化硫，容易诱发哮喘。

（2）非法添加物：最可怕的案例，就属2008年爆发的在奶制品中非法添加三聚氰胺的"毒奶"事件，造成许多小婴儿不幸死亡。"三聚氰胺"俗称"蛋白精"，是一种白色、无味的化工原料，常用于制造餐具、建材、涂料等，不可用于食品或食品添加物，却有不良厂商违法添加于奶粉中，借此创造出奶粉中蛋白质含量较高的假象，以提高奶粉等级。而三聚氰胺经由人体肠胃道吸收后，会在肾脏中结合沉积，从而形成肾结石，堵塞肾小管，严重者将导致肾功能衰竭，需要终身洗肾。

成年人由于喝水频率较高，结石较不容易形成，但对于喝水较少的哺乳期婴儿来说，肾脏较成年人狭小，更容易形成结石，严重者将导致肾脏坏死。

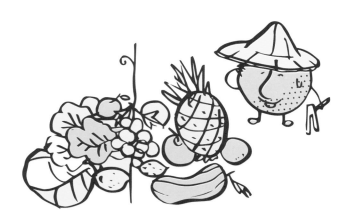

拒当盲健客　健康要有酵

第三，改变"重口味"的习惯。

（1）重"咸"才对味——盐：年纪越大的人因味觉变得较不敏锐，因此常觉得食物没有味道，无意中就容易摄取过多的盐。食盐的主要成分为氯化钠，是人类健康所不能或缺的，但是过量摄取也会对人体的健康造成伤害。

（2）"甜"的才诱人——糖：糖是一种精制的碳水化合物，味道十分可口，深受大人小孩喜爱，常常在不知不觉中就摄取过多。然而吃了过多的糖，对人的健康也会大大扣分！

（3）"辣"才香——辣：辛辣味可以刺激食欲，让我们对美食更加爱不释"口"，但过摄入辛辣食物对人体的健康也容易造成危害。

（4）食"油"大亨——油：在烹调过程当中，油脂是能增添食物美味的魔法材料，但若过量摄入，却会大大影响人体健康。

〔盐〕
摄取过量

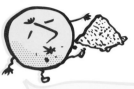

引发心血管疾病
每日摄取过多的钠，除了会加重肾脏的负担、造成水肿外，也容易引发心血管疾病，如高血压、心脏病等。

导致肾功能障碍
摄取过多的盐会导致肾脏的工作负担，容易造成体内的水分及盐分不易排出，容易堆积在下肢，导致水肿。

使血压升高
盐的成分是氯化钠，钠在体内会使血液内水分堆积，造成血管壁和组织的压力增加，进而导致血压升高，心脏负担加重。所以每日摄取量要控制在 6 克以下为宜。

容易造成肥胖
吃了过多的糖，容易转变成脂肪囤积在体内，引起肥胖。

〔糖〕
摄取过量

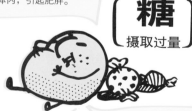

引发糖尿病
摄入过多的糖会影响人体胰脏的功能，进而引起糖尿病。

容易造成蛀牙
糖进入口中，会被口腔中的细菌分解产生有机酸，会侵蚀珐琅质，容易造成蛀牙。

拒当盲健客　健康要有酵

引发慢性病危机

肥胖是造成许多代谢性疾病的元凶之一，如糖尿病、高血压、心脏病、癌症等，所以在烹调料理时一定要注意尽可能减少油脂的用量。

〔油〕
摄取过量

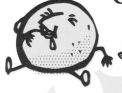

造成肥胖

摄取过量的油，容易囤积在体内引起肥胖。素食者虽然以植物性食品为主要来源，但往往容易在烹调过程中加入过多油脂，要特别注意！

容易使体质转化为酸性

健康的血液 pH 值为 7.35~7.45，呈微碱性，但长期摄取过多油脂的人，血液 pH 值会呈现偏酸性。而酸性体质易引发各种身体不舒服现象，如肠胃易胀气、便秘、焦虑、腰酸背痛等。

易诱发哮喘

辛辣食物会加速哮喘复发，因此患有哮喘的人不宜吃辣。

易引发甲状腺亢进

辛辣食物会加速心脏跳动过快，而甲状腺亢进患者本来就容易心跳过速，所以不宜再食用辛辣食物。

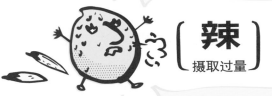

〔辣〕
摄取过量

易引发胃受损

微量的辣能保护胃黏膜，但过多的辣会破坏神经末梢的感觉，易引发胃受损。

影响肾功能

辛辣食物摄入人体后透过肾脏代谢，而辛辣成分对于肾脏细胞会造成刺激作用，所以食用过多辛辣食物会影响肾脏功能。

熬夜

熬夜是一种自我放纵的生活态度，要减少熬夜，最好的方法就是强迫自己养成"准时上床睡觉"的习惯。

还舍不得睡吗？熬夜之前，你该知道它对你的五个健康冲击：

（1）让免疫功能降低：容易造成经常性疲劳、精神不佳，自然治愈力下降。

（2）更易罹患慢性病：常熬夜的人，肾上腺素等激素分泌量会比一般人高，使新陈代谢压力增加，提升罹患慢性疾病的风险。

（3）使记忆力减退：由于睡眠不足，造成脑细胞无法充分休息，易让注意力无法集中，甚至引发记忆力减退。

（4）加速老化：熬夜、晚睡会导致身体无法正常运作，激素分泌也会异常，长期下来使体内产生更多自由基，让老化问题提前报到。

（5）使皮肤受损：晚上11点至凌晨3点是所谓的黄金美容时间，因为人体的胆、肝会在此时进行修补和排毒（血液回流

拒当盲健客　健康要有酵

至肝脏），若此时不睡，即是错失内脏休息的时间，皮肤就容易出现粗糙、脸色偏黄、暗沉、黑斑或是长疮等问题。

坐得久、动得少

现代上班族平均一天至少得坐上七八个小时，长期久坐最容易影响人体健康的第一步，就是造成血液循环不良。所以要活得更健康，就要记得多离开座位喝点水、动一动！

就是懒得从椅子上起来？三个你该知道，可能因久坐而坐出的毛病：

（1）血液循环不良：对女性而言，可引起下腹变大、腰痛、经痛、气血不顺等妇科问题。中医研究也认为，久坐会导致"气滞"及"血瘀"，容易使脏腑功能紊乱，无法发挥应有功能。

（2）容易引起静脉曲张：可不要以为只有久站才会造成静脉曲张哦！由于久坐也属固定姿势，使肩、颈、背部长期处于紧张状态，易造成局部血液循环不良，血管持续受到压迫，在下肢处就容易出现静脉曲张。

（3）脊椎易变形：长期久坐会使得全身的重量都压在尾椎上，加上肩部、颈椎长期不活动，所以容易诱发脊椎不适及生成骨刺，长期下来易导致脊椎变形。

拒当盲健客　健康要有酵

重组健康阵线，抢救你的自愈力

神经系统、免疫系统及内分泌系统——自然治愈力三位一体的组成，与个体营养、睡眠、运动、休息品质及心灵层面有极大关联。接着我们就来聊聊，如何从日常生活中的小习惯，开始改变你的饮食、运动和睡眠品质，以提高体内的自然治愈力吧！

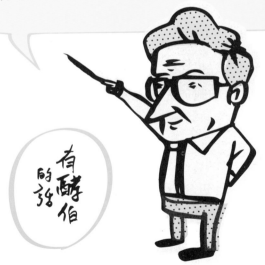

人体三大黄金营养素

　　要有健康的身体，照顾好各个器官，就需要从构成人体的最小单位"细胞"开始滋养。人体内约有60兆个细胞，而构成细胞的成分除了水分以外，就属蛋白质占比最高，接下来是脂质、糖类等基本营养素，这些营养素大多可从食物中摄取。

✓蛋白质

　　蛋白质是构成人体皮肤、淋巴细胞、红细胞及酵素的主要成分。其中，皮肤能防止体外病原体入侵，淋巴细胞是身体免疫系统的战将之一，红细胞负责体内氧气输送，酵素则是主导人体所有生化反应的主角。

✓脂质

　　所谓的脂质，即包含脂肪、油及胆固醇。因为脂质柔软的特性，能保护我们体内的细胞和脏器。举例来说，当我们进行激烈的长跑时，心、肺、肝、肾等脏器不会因冲击而受伤，就是因为有脂质担任缓冲的角色。

糖类

糖类是由数个到数千个葡萄糖与其他糖分子结合而成的物质总称，是身体主要的能量来源。以肝糖来说，平时会储存于肝脏中，必要时则被分解成葡萄糖，通过血液运输到全身组织中供细胞利用；细胞又进一步运用葡萄糖，产生人体可以运用的单位"ATP"（三磷酸腺苷）进行利用，让个体得以呼吸、心脏得以跳动，维持生命的主要运作。

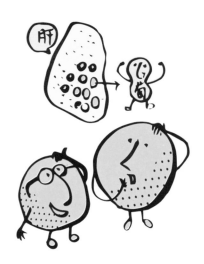

维生素，维持生命就靠它！

人体所需的营养元素达40~50种，其中维生素更是提高体内自然治愈力所不可或缺的重要物质。基本上，维生素可分为脂溶性及水溶性两大类，它们存在于人体各处，参与各种重要的生化反应。

比如，维生素和泛酸主要负责代谢蛋白质，维生素B_1、B_6和烟碱酸负责代谢糖类，而维生素B_2、烟碱酸和泛酸负责代谢脂肪。除此之外，也有许多建构人体免疫系统时不可或缺的维生素。

像建构疾病盾牌——皮肤和黏膜所需的营养素，就包含维生素A、B_1、B_2、B_6、C、烟碱酸和泛酸；维生素B_6、B_{12}、C、叶酸等，则有助于建构淋巴细胞、血小板及红细胞。可看出种类丰富的维生素家族，对于人体自然治愈力具有极重要的作用。

拒当盲健客　健康要有酵

平衡身心，找回自愈力

许多心理因素都会减弱人体的自然治愈力。例如累积的压力容易造成尿酸值上升，进而导致痛风的恶化。除了饮食不当可能造成痛风，心理因素也同样不可忽视。那么，要怎么做才能帮助身体"减压"呢？

嘴巴挑一点，体质好一点。

多吃糙米、瘦肉及青花鱼，可以摄取到帮助活络大脑的维生素；从奇异果、柠檬、草莓中，可摄取到对抗压力的维生素，而芝麻、小麦胚芽及杏仁等所含的维生素，则能治疗自律神经失调。是不是很神奇呢？

多多运动，舒缓紧张，强化骨骼。

所谓"运动治百病"，人的身心是一体的，彼此相互影响，因此充满活力的身体也能带来良好的心理健康。加上人体在运动时会诱发连锁反应，便能有效疏通各种身体障碍，让通体舒畅。如果您有定期运动的习惯，一定感觉得到自己除了焦虑感降低，心情也更加平静。

运动能解除身体的紧张与僵硬，由此放松肌肉、减少血管壁压力，让血液循环更通畅。当新陈代谢速率加快，体内废物就更容易排出，毒素不易堆积，人体自然变得更干净、更健康。

适当的运动能增强骨质强度，促进骨骼发展，让关节的灵活度更好；平衡训练对于强化骨骼也有不错的作用。

轻松解压，其实很简单！

除此之外，维持良好的睡眠也非常必要。听音乐、静坐、冥想、泡澡、暂时远离目前的生活环境，或是出国度假、体验田园生活，等等，尝试放慢紧张的日常节奏，都是很棒的舒压良方。总之，找到最适合自己、可以长期实行的方法，才是最重要的！

拒当盲健客 健康要有酵

酵素——开启健康重生之门的钥匙

你知道吗？光是人体内存在的酵素种类就高达五千多种，为什么身体需要这么多的酵素呢？

其实，人体就像一个大型工厂，每天都有许多工人在我们体内工作。工人们在自己所属的部门完成各自负责的任务，让整个工厂得以顺利运作，这些勤奋尽责的工人就是各式各样的酵素。身为工厂的主人，我们当然要知道：这些酵素究竟在我们的身体里努力做些什么？

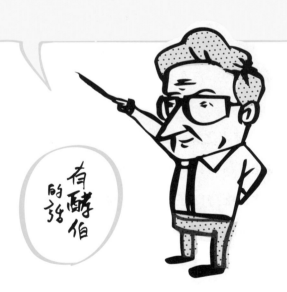

有酵的强伯

酵素，启动营养的关键

体内所有反应都需要酵素的参与

人体内存在着许多种酵素，每一种酵素都有其天生被赋予的任务。

酵素参与体内的所有反应，若是没有酵素，人体内的一切反应都将停止运行。例如我们吃下的所有食物，若缺乏酵素作用，就无法转换成人体可以利用的葡萄糖及其他营养；不能提供身体需要的能量，也就无法让生命延续。因此，酵素对我们的重要性就如同灯泡需要通电、汽车需要加油一般，是人体不可或缺的生命引擎。

在 1985 年，酵素之父豪威尔博士提出"酵素有多少，生命就有多少"的概念，认为只有维持人体内的酵素含量，才能让生命得以延续，因此，维持良好的生活习惯，其实仅是"不浪费体内酵素"的第一步而已。

酵素、维生素、矿物质，三位一体

俗语说："we are what we eat"，我们吃什么就会像什么，因此每天的健康情形，都会随我们吃进身体里的东西而变化。

从内脏到血液，流遍人体全身所需的营养元素至少有数十种，然而并非所有的营养元素都可以直接被吸收，有些需要依赖酵素将其分解，才得以被身体利用。这群在人体内担任"分解"大使、使身体取得必要营养的酵素们，真可谓"生命的魔法师"。

虽然有些酵素可以独立运作，但大多数酵素都需要协同因子才能发挥效用。对酵素而言，协同因子非常重要，它们有可能是辅酶或矿物质，而构成辅酶的元素即是维生素。因此"酵素、维生素、矿物质"是三位一体的，必须同时存在，才能发挥最大功效。

✓ 生食能获得更多食物酵素

人类在进化的过程中学会了如何使用火来烹煮食物，我们虽然因此享受到多变的美味，但食物中所含的维生素、天然酵素却因为不断加热，而一点一滴地流失。

其实，近年有不少学者主张人类应该停止食物的加工及烹调，改以天然鲜食为主。虽然这仍属于一种乌托邦式的理想，但想以现代饮食方式吃得均衡又健康，其实有方法！

（1）改变食物配比，植物性食物占八成，蛋、奶、动物性食物占二成。

（2）谷物最好选择未精制的全谷类产品，如糙米、燕麦等。

（3）尽可能以鱼、贝类等白色肉类来取代牛、羊等红肉。

（4）避免食用过多油炸及含有高反式脂肪的食物，如奶油、奶精、酥炸点心（如甜甜圈、炸鸡）、糕点面包等。

（5）充分咀嚼，每口最少咀嚼 20~30 下，让口水中的酵素充分运作再吞入，勿暴饮暴食。

（6）每天都要摄取新鲜的蔬菜、水果。

（7）可用精力汤或现榨蔬果汁，短暂替代生鲜蔬果来源。

（8）可借由生物科学技术，利用酵素食品补充体内所需酵素。

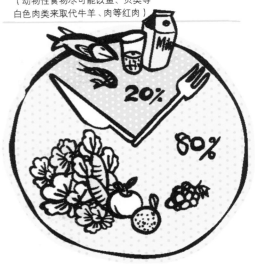

改变食物配比，吃得更健康！

植物性食物占80%
（选择糙米、燕麦，多摄取生鲜蔬果，多补充酵素食品）

蛋、奶动物性食物占20%
（动物性食物尽可能以鱼、贝类等
白色肉类来取代牛羊、肉等红肉）

20%

80%

俗话说"民以食为天"，"吃"既然是生物本能，那我们到底会不会吃错东西呢？答案是："当然会！而且90%以上的现代人都吃错了！"这到底是为什么呢？

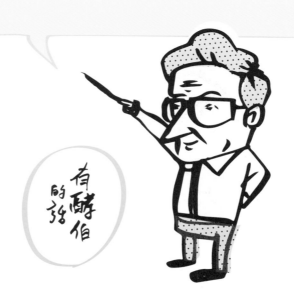

有酵伯的话

现代人的饮食习惯多以外食为主，导致肉类、脂肪、糖类摄取过量，膳食纤维、维生素与矿物质等营养素则长期缺乏，加上精致点心、速食及饮料店的蓬勃发展，导致我们在无形中摄取了更多热量。如此一来，每日摄取的热量大过消耗的热量，长期处在"吃得多、动得少"的危机之下，肥胖、糖尿病、代谢疾病、心血管疾病、癌症等慢性疾病，也就一个接一个来敲门。

均衡营养打造坚强自愈力

调查显示，现代社会中约有75%的人身处介于健康与疾病之间的"亚健康"——也就是本书所谓的"盲健客"状态，一旦忽视，就可能朝向病态转化。所幸"亚健康"状态尚未达到真正病变的阶段，仅是身体给我们的警示，一般人只要通过有计划的生活调整，都能逐渐帮身体找回"真正"的健康。在生活作息方面，如早睡早起、持续运动、避免压力紧张与愤怒情绪等；在饮食保健方面，则应该少烟酒、摄取低脂、低糖与低盐食品，多吃蔬果、补充天然草本保健食品，如酵素食品，来提高身体机能及免疫力。相信在数个月到一年间，就能感受到健康为您带来的正面能量。

营养失衡的严重性

营养失衡

毒素生成
人体易生病

自然治愈力下降

出现亚健康症状
（失眠、健忘、无精打采）

引发慢性疾病
（糖尿病、高血压、心血管疾病）

死亡

　　　　　　拒当盲健客　健康要有酵

我是"盲健客"？
真假健康检测 GO！

检测表：您有下列症状吗？

◯ 感觉疲倦乏力、倦怠	◯ 性功能低落
◯ 情绪烦闷	◯ 女性经期不顺
◯ 脑胀、头痛	◯ 常感冒且不易痊愈
◯ 记忆力衰退、健忘	◯ 压力大、容易发怒
◯ 晚上失眠、多梦	◯ 烦躁
◯ 胸闷、心悸	◯ 手脚冰冷
◯ 头肩颈僵硬、酸痛	◯ 注意力不集中
◯ 腰疼	◯ 身体细胞失去活力及自愈能力
◯ 身材变形或微胖	◯ 体力差
◯ 男性精力不足	◯ 白天精力不济

若符合症状高于两项，您就属于"亚健康"人群，
也就是所谓的盲健客！务必从今天开始拟定改善计
划，别让小毛病成为大困扰！

少糖

尽量少吃甜食、精致点心及含糖饮料，且不要在一餐中吃过多甜品，容易导致血糖急速上升。

少油

改变烹调方式，以川烫、清蒸、炖煮、凉拌等方式来取代油炸、烧烤、煎等方式，避免摄取过多脂肪。

少盐

吃得太咸容易罹患高血压、肾脏病等，平日的烹调应以清淡、少盐为宜。少吃腌渍类食物或罐头食品。

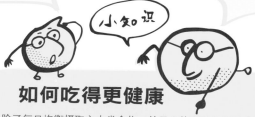

小知识

如何吃得更健康

除了每日均衡摄取六大类食物，补足人体所需的各种营养，针对食物的选择最好还能搭配以下原则，才能吃得健康又安心！

少热量

吃进过多热量也吃掉了健康，根据美国研究统计，如果一天少吃 300~500 大卡，就可以减少体内发炎的情形，并降低身体老化的速度。降低热量的关键在于调整饮食习惯，如以无糖茶代替一般饮料、以植物性蛋白质取代动物性蛋白质。

高纤

膳食纤维可以提高饱足感、帮助排出体内废物毒素、延缓血糖上升作用，同时也是肠道的清道夫，可以促进肠胃蠕动、预防便秘。每天至少摄取 5 种以上的蔬果或食用糙米饭、五谷饭取代白饭，都是增加膳食纤维摄取量的好方法！

拒当盲健客　健康要有酵

第二章

酵素：大隐于内的生命守护者

酵素是什么？

近年来，"酵素"这个名词经常出现在各大媒体与保健食品中，其网络搜寻超过 16 00 万条资料量，相当可观，2015 年全球酵素保健市场值也达到了 640 亿台币。但是，您真的了解"酵素"吗？根据近几年的观察，大多数人对于酵素可说是一知半解，也因为受到市面上营销宣传的影响，衍生出如"吃酵素可以治病、排毒、减肥""吃酵素补酵素"等观念，除了严重误导了消费者，也背离了人体利用营养的本质。究竟，什么才是真正的"酵素"呢？

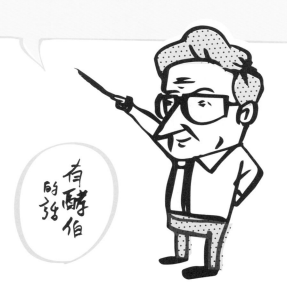

有酵伯的话

拒当盲健客　健康要有酵

"酵素"原名 Enzyme，也就是一般所称的"酶"。它是健康的催化剂，也是与生命息息相关的存在。

酵素以蛋白质为骨架，因具有活性，能承受的温度范围为 40~50℃，若温度过高就会遭受破坏。酵素存在于你我的身体里，也存在于新鲜的蔬菜、水果，甚至生肉、生鱼中。但因为寄生虫问题，并不鼓励借由生肉来补充酵素，生吃蔬菜也请一定要记得清洗干净。在地球上，只要是有生命的物体（通称"有机体"），即使小至微生物如细菌和真菌，都需要靠酵素来进行分解工作。比如说，微生物因为无法直接摄取大分子有机物的营养，就得先分泌出"消化酵素"，将大分子分解为小分子如单醣、甘油、短链脂肪酸、氨基酸等，再进行吸收利用。同理，大生物体如人类及其他动物，也需借酵素来协助分解消化，以转化出生存所需的能量。

美国的爱德华·豪威尔医师是酵素营养学的先驱，他在 50 年的研究过程中，始终不将酵素作为一般的化学物质看待，而将其视为人类必需的某项营养素进行研究。除了豪威尔医师，其实早在 1930 年，德国的渥夫医师就已发现了动、植物酵素的存在，酵素补充食品也随之诞生。然而，为什么直到现在，酵素才引起健康食品界的关注呢？这是因为无论是医疗、生技界或是药厂，都只注重维生素与矿物质的摄取。而后，越来越多专家学者发现，想要身体更健康，不应只单方面补充矿物质与维生素，还要适量从天然蔬果或食品中摄取酵素，才能让身体运作更顺畅。

豪威尔医师的酵素营养学理论开始受到各界关注与探讨。读完本章，将会让您更明白酵素的本质，接下来就能更轻松地了解酵素与身体健康之间的关系。

拒当盲健客　健康要有酵

找寻生活中的酵素

酵素大致上可以分为四种，分别是天然食物中的酵素、身体内的消化酵素、体内的新陈代谢酵素，以及酵素食品。

其实，人类从襁褓时期就已经开始接触某种酵素了，你猜到了吗？就是母乳！母乳除了含有酵素成分，还具有许多免疫球蛋白，有助提高免疫功能。而牛奶因为经过巴氏杀菌，内含的营养成分与酵素已受到影响，这就是为何欧美国家都鼓励新生儿用母乳哺育至少半年，最多可长达两年的原因，母乳就是献给每个孩子最珍贵而营养的礼物！

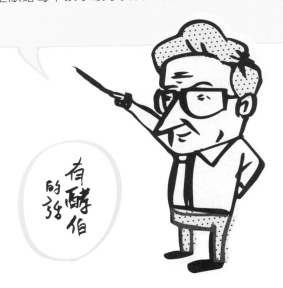

大自然中的酵素

那么，我们可以从哪些食物中获得酵素呢？

总体而言，大部分食物中的酵素都会因为烹煮的过程而被破坏，未经煮过的生食才含有丰富酵素，这些酵素能帮助身体的消化系统分解各种食物。

人体制造酵素的能力会随身体老化而递减，因为酵素量的减少，身体的机能也跟着减退。如果此时仍继续吃精制的加工食物，体内就会缺乏可让消化系统正常运作的酵素，这也突显了长期均衡摄取生鲜蔬果的重要性。

不过，虽然食物酵素大多存在生鲜蔬果中，但少数脂溶性的维生素与植物营养素 Phytochemicals，如胡萝卜素、茄红素、维生素 A 等，则需要经添加植物油的烹煮过程后，才会完全释放出来。也就是说，要将熟食蔬菜与生鲜蔬菜搭配摄取，才能获得最均衡的营养。

食物中的酵素可用来作为身体开始执行"消化任务"的前置动作，借此节省人体本身的消化酵素。另外也有两点值得特

拒当盲健客　健康要有酵

别注意：

（1）食物中含有食品添加物、受到污染、使用错误的保存方式，都会减少其中的酵素含量。纵使看似新鲜的食物，若储存不良，所含的酵素量也会减少。

（2）就算常吃生鲜蔬果，若饮食多是高糖、高油，就会直接增加体内酵素的消耗，使得身体本身的酵素量减少。

生鲜蔬果中所含的酵素有哪些呢？答案是：太多了！其中最有名的当属木瓜酵素与凤梨酵素，这两者都可以帮助人体分解食物中的蛋白质；其他如甘蓝菜与四季豆中所含的淀粉酵素，可以帮助消化含有淀粉的米、饭、面包或其他五谷杂粮和根茎类食物；而小麦中所含的蛋白酵素，则可帮助消化含有蛋白的食物。

人体内的消化酵素

酵素是由蛋白质分子构成，人体需要数千种以上的酵素来参与各种生化反应，这些酵素都是由身体里的细胞所合成，即使缺少，多数也无法由食品来补充。不过，对于体内的细胞而言，消化道仍属"境外"环境，因此消化器官会分别合成各种消化酵素，将食物中的大分子营养分解成小分子，随着被肠道吸收入体内进行利用。

在消化过程中，有 20 种以上的不同消化酵素可以分解食物以利身体消化与吸收。若食物中含有消化酵素，就可替代体内消化酵素参与分解过程；除了加速消化反应，更能减少消化过程所耗费的体内能量，借以保存身体活力（这也是为什么许多朋友吃饱饭后会想睡觉的原因）。虽然光是消化酵素就有 20 多种，但一般来说，最常听到的消化酵素还是这三种：淀粉酶（Amylase）、蛋白酶（Protease）、脂肪酶（Lipase）。

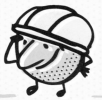

消化酵素在人体内的职责

- ◉ 酵素具单一性，每种酵素只会针对个别营养成分进行分解。

- ◉ 消化分解每天摄取的食物，让大分子分解成小分子，
  易于人体吸收。进行充分利用。

消化酵素

淀粉酶

分解碳水化合物或淀粉。淀粉酶存在于口腔（唾液）和小肠（胰液分泌进小肠）中。

脂肪酶

分解脂肪与三酰甘油酯。脂肪酶存在于胃部和小肠（胰液分泌进入小肠）中。

蛋白酶

分解蛋白质。蛋白酶存在于胃部和小肠（胰液分泌进入小肠）中。

人体内的新陈代谢酵素

除了消化酵素之外，身体内还有其他上千种酵素，我们统称为"新陈代谢酵素"。

但凡身体能量的产生，如眨眼、呼吸、思考、运动及睡觉，等等，都需要依赖酵素去完成。因此，纵使补充再多维生素与矿物质，若缺乏酵素的转化，就无法被人体消化吸收、代谢利用。无论是新陈代谢酵素或是消化酵素，皆有固定的制造量，且随年龄增长与经历压力、生病、康复等过程，酵素消耗的速度都会有所变化，可说与我们的生命有着重要的连带关系。

基本上而言，新陈代谢酵素与消化酵素两者的量必须维持平衡，才不会影响健康。如果平日较少由食物摄取酵素来帮助消化，身体势必要分泌大量消化酵素去分解我们吃下肚的各种食物。尤其是对肉类情有独钟、不爱吃蔬果的人，为了消化肉脂，肠胃必须分泌大量胃酸、蛋白酶与脂肪酶等消化酵素，才能分解肉类所含的蛋白质与脂肪；同时，体内的新陈代谢酵素合成量就会降低，造成体内废物不易排出体外，进而引发新陈代谢疾病。此时万一

拒当盲健客　健康要有酵

生病或受伤需要康复，体内就没有足够的新陈代谢酵素来帮忙恢复体力、元气与自愈力，复原过程就会慢许多。营养素在转化成能量之前，都必须先经过氧化代谢过程，这时就需要新陈代谢酵素来生成新的能量，以供人体使用。除此之外，新陈代谢酵素还有一个很重要的功用，那就是代谢体内的废弃物，如运动后乳酸堆积、毒素排出等，帮忙将身体不需要的物质代谢出体外。

　　读到这里，您是不是恍然大悟了呢？原来身体的自愈力与体能恢复的能力，都与酵素有着紧密关联。所以一定要养成"酵素定存"的好习惯，可千万别让自己的健康存折负债累累哦！

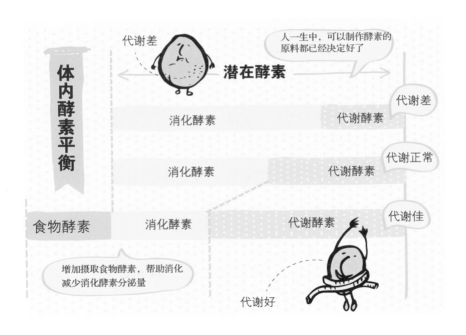

酵素食品

随着生物科技的发展与酵素观念的普及，如何打造有"酵"体质，已然成为现代人最关心的健康话题。想要补充体内酵素，除了可以从生鲜蔬果摄取之外，经微生物发酵后的酵素食品也是不错的健康新选择。

我们日常所需的营养，大多分布在各种平时摄取的食物中，包括五谷根茎类、肉类、奶类、蔬菜类、水果类、油脂类等。换言之，每餐都必须补充多种食物，才能获得完整的营养来源。但现代人的饮食习惯较不规律，过度精致化与偏食问题，都是让我们无法摄取完整营养素的主因，健康的警报也就不断响起。

优质的酵素食品，应以科学化的原料配方及最新生物科技理论为基础，严格筛选多样纯天然蔬菜、水果、植物或汉方本草植物精华，再植入如乳酸菌、醋酸菌、酵母菌等优良菌种，共生培养、发酵生成，才能酿制出纯植物性的综合优质酵素原液，我们称这种珍贵的液体为"发酵液"。

"发酵液"富含完整维生素、矿物质、氨基酸及微量元素等小分子成分，不但可以立即被小肠吸收，将营养供应给全身细胞，同时含有如 SOD（抗氧化）等酵素群。除了能帮助改善日常饮食缺失，更能增强体内上千种酵素催化作用，矫正新陈代谢效率，具有抵御文明病的机能性，如动脉粥样硬化、心肌梗死、中风、癌症、免疫力低下、长期便秘、老化、肝脏疾病、痛风、末梢血液循环不良、易疲劳、过劳及大肠急躁症等。

　　人体是由拥有 200 多种类别的 60 兆个细胞所组成。每个细胞的营养需求大不相同，所以仅是补充维生素、矿物质等基本保健食品，并不能使人体得到完整营养。而豪威尔博士早在 1985 年就提出"酵素有多少，生命就有多少"的理论，因此将各种蔬果植物经过复合微生物发酵后，能菌取出人体需要的各类植物营养素及小分子微量稀有元素。而唯有酵素产品才能同时提供这些符合人体需求的特殊成分，并通过先代谢、后修补的程序，达到增强体质再生的目的，让身体恢复到最原始的健康状态。

　　补充正确且完整的营养，是细胞与身体真正健康的关键。

　　酵素食品中除了维生素、矿物质等营养素之外，亦含有许多对人体有益的物质，包括由菌的二次代谢产物所衍生的氨基酸、可以增强抵抗力与修补基因的核苷酸、提高人体抗氧化能力的

SOD-Like（Superoxide Dismutase-Like，类超氧化物歧化酶），以及可以加速吸收营养物质的有机酸等。

假如细胞长期处于缺乏营养的状态，就会影响身体运作，引发新陈代谢障碍，进而导致各种病症产生。其实，酵素食品的功能，就是蔬果原料经由微生物（菌种）发酵而产生的二次代谢产物。酵素食品富含的小分子营养素与有益物质，容易被人体吸收利用，健康的细胞吸收营养后会产生能量，而让体内的新陈代谢不致间断；不健康的细胞吸收营养素后，则可被修补、重建，恢复其应有功能。

细胞若健康，就会提升组织、器官、系统与人体机能，让健康从根本再生，从此不再和疾病"相伴"。

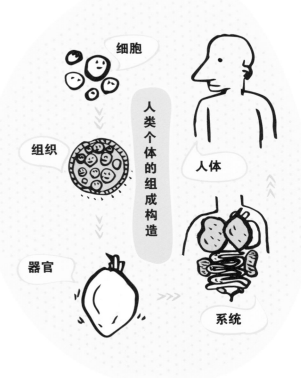

细胞

人类个体的组成构造

组织

人体

器官

系统

酵素与生命的关系

　　酵素营养学原理中，豪威尔医师说明：在人体内，不论是消化酵素或新陈代谢酵素，它们被消耗的速度是与人类的寿命成反比的。当年纪越大，体内所含的酵素量就越少。我们体内的酵素在刚出生时是最多的，但它们有一定的数量，并且不会持续被制造出来。每一个人的体质与成长状况各不相同，但现代人却普遍患有严重的"文明病症"，经常背负工作、生活等多重压力，一不小心遇上感冒、生病或外伤来纠缠，体内的酵素就会被迫加快消耗的速度。当酵素量变少，也就相应宣告身体又朝老化趋近一大步了。

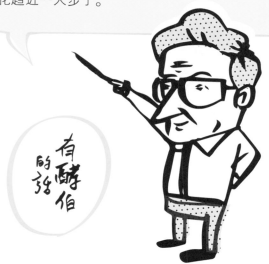

有酵的酵伯

拒当盲健客　健康要有酵

我们可能很难想像，究竟老化与酵素有什么关系呢？

随着工作方式的改变，现代人早已不再是日出而作、日落而息，反而经常朝九晚五、体能透支。酵素过度消耗的结果，就是明明不到 40 岁，看起来却像超过 60 岁。请观察一下周围的老年人，他们多半有体能衰弱、肠胃道吸收不良、无法正常排便的困扰。随着年纪渐增，胃肠道也开始跟着老化、消化机能衰退，体内酵素的分泌量也就随之减少。

其实，如果老年人也能开始改变饮食习惯，多摄取含有丰富酵素的生鲜蔬果或酵素食品，健康品质就会获得改善。当然了，最好的方式就是从年轻时开始补充有益健康的"酵素"，才不会因为缺乏酵素，未老先衰！

造成身体机能老化的原因

    人体就像一家大型的化学工厂，每分每秒都在进行各种类型的化学反应，借此产出生命所需的能量与正常的生理周期。酵素则可以辅助这些化学反应，若身体失去酵素，工厂里的所有作业势必暂停，而我们的一切生命活动也将中止。一般年轻的身体之所以会提前老化，绝对与自身生活作息与饮食习惯有关系。现在就试试以下的测验，好好检视自己的"生活健康指数"，如果勾选项目越多，那代表您的身体已经在发出老化警报了！

○ 经常熬夜，过了晚上十二点还在加班或上网，或一天睡眠不足 6～8 小时者。

○ 用餐时间不正常，不吃早餐，或常在晚上 8 点后才吃晚餐。

○ 吃多少无法拿捏，不饿的时候不吃，饿的时候吃一堆，造成体内胃酸与消化酵素无法规律分泌。

○ 不爱吃蔬菜水果，对大鱼大肉情有独钟。

○ 工作上需要使用脑力，或体力经常透支、过度消耗体内能量者。

○ 生活压力大，出现经期不顺、内分泌失调等生理机能紊乱现象。

○ 免疫力低落、经常生病或先天性肠胃不佳。

○ 有慢性疾病或新陈代谢疾病，如肝病、高血脂症与糖尿病。

○ 无法按时运动，有长期疲劳与肩颈酸痛的问题。

○ 排便不正常，有长期便秘的困扰。

○ 每天喝水少于 500 毫升。或经常等到口渴才喝水。

○ 经期或生产前后，缺乏补充铁质等造血营养素者。

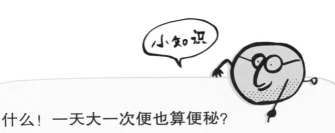

什么！一天大一次便也算便秘？

　　一般来说，一天至少要排两次便才算是最理想的肠胃健康状态。由于大肠呈门字形，粪便容易囤积在肠子转角皱折的地方，此外结肠也是易囤积粪便的地方。想知道自己有没有宿便问题，也可观察粪便是否会黏马桶。如果会，就表示肠道内壁可能黏满更多清不出来的宿便，需要来个彻底的大扫除了！

我们一天到底喝了多少水？

　　除非是需要严格控制水分的人，否则一般人平日水分的摄取量，每公斤的体重至少需要 28~30 毫升。假设您的体重是 50 公斤，那您每天就需摄取 1 400~1 500 毫升的水分，如果再加上 200~300 毫升的汤类和饮料，一天总水分摄取量平均在 1 800 毫升左右，而运动中或较易流汗的朋友，则需要补充更多水分。此外，喝水不应该以"口渴"的感觉作为判定标准，通常等到口干舌燥时，就表示身体已经缺水一段时间了。健康饮水应该以少量多次为原则，一小时不超过 1 000 毫升，每次不超过 200 毫升，以免加重肾脏负担，造成肾水肿。

体内酵素的缺乏就是老化的开始。换言之，体内酵素银行里的存款越多，纵使时间流逝依旧，老化速度也会被延缓，让您在退休后到晋升银发族时，仍能维持好精神与好体力，尽享丰富的精采生活！

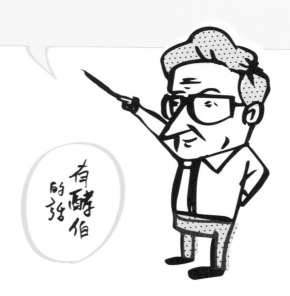

有酵的酵伯

拒当盲健客　健康要有酵

为什么身体会缺乏酵素？

身体为何会缺乏酵素？前面我们叙述了几种原因，但为了让各位朋友对这个议题的概念更清晰，在此做出简单归纳：

（1）**偏食**：无法平均摄取食物，如好食肉类胜于绿色食物的人，因为生鲜蔬果摄取量不足，易形成酸性体质，除了常感疲倦，也较易形成各种病源的开端。

（2）**好重口味**：吃太多精致、加工或调味料含量高的食品，如烧烤或油炸食物。

（3）**年龄增长**：随着年龄增加与老化，体内酵素逐渐减少。

（4）**高压生活**：压力大、常生病，造成身体机能损害。

（5）**食量不均**：有时食量过大、暴饮暴食，不饿时就不吃东西，直接略餐。

（6）**习惯不良**：抽烟、喝酒等不良生活习惯，导致新陈代谢酵素分泌量减少。

（7）**爱吃冰食**：经常吃冰冷食物，易让体内 36~37℃间的正常恒温失衡，进而影响肠胃道内的消化酵素分泌。

（8）**工作环境：**如辐射线多、靠近微波炉的地方，皆易破坏体内酵素系统。

如果您发现自己符合几项以上情形，就应该从此时此刻起重视您的健康。注重身体保养，会让您较同年龄人士看起来更年轻，因"外貌"并非单指人的长相，而是具有"体内健康外显于脸部及体态"的意义，也可解释为何健康的人通常看起来都较有自信！

拒当盲健客　健康要有酵

缺乏酶素对你有什么影响?

前面几个章节为各位解说了酶素的重要性,相信现在的您对酶素一定有更深入的认识了吧!

接下来,我们将分别讨论缺乏消化酶素和新陈代谢酶素对人体造成的影响,您可以通过我们设定的几个"身体闹钟",来了解自己是否长期缺乏消化或新陈代谢酶素。此外,这些检查可不是仅做一次就足够,定期将这些项目作为与身体情况对照的标准,才能随时观察体内的酶素银行是盈或是亏哦!

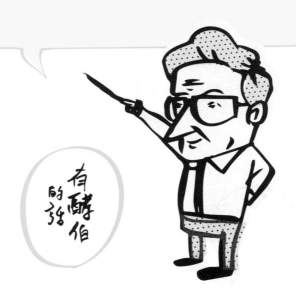

有酵伯的话

胃部会有海浪声

请回想看看，您是否曾经一次喝很多水，顿时觉得胃不舒服、有胀气的现象？或躺在床上翻身时，突然听到上腹部传出如波浪般的声音？其实这并不是只有肚子饿才会发出的声音，消化不良的朋友也特别容易出现发"声"这种状况。尤其胃气虚弱者，更容易因为喝太多水而导致消化不良，相应也有"胃突"问题，也就是因胃囊经常被扩张，造成上腹突出的现象。建议有此现象者，善用"喝水技巧"，那就是于平日养成喝水习惯，不要等到口渴时才一次喝下大量的水。建议平常每 15~30 分钟喝一次水，每次喝几口即可，如此不但可以真正缓解口渴，水分也可以较充分地

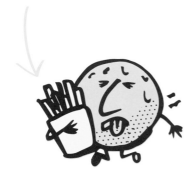

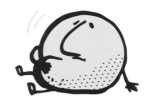

拒当盲健客　健康要有酵

被保留于体内。

✓ 因压力大而产生肠胃道胀气或痉挛

仔细观察市面上许多帮助消化、预防胀气的保健食品，原料都是以能够帮助消化脂肪、蛋白质与淀粉的酶类为主。现代人生活压力大、用餐时间不正常，肠胃道多少都会处于胀气状态，再加上压力、紧张，就容易同时产生胀气与痉挛，进而造成消化不良及影响营养吸收能力。胀气与痉挛同时发生时，除非是明显胃痛，大多时候是感觉不出来的，因此，如果您发现早餐在七点左右吃完，到了下午一点多都还不会饿，就很有可能是因为胀气让食物排空速度减缓了。长期处于压力状态，易使肠胃机能变弱，若发现自己有类似状况，除了食用可以帮助消化的酵素食品或生鲜蔬果，找到适合自己的健康疏压方式也相当重要。

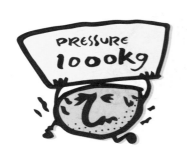

屁味臭气冲天

你的"屁"总是臭气冲天，让自己尴尬得无地自容？其实，不论是动植物类食物都含有蛋白质，而使人体排出如"氨类物质"与"含氮物质"的废弃物，尤其在食用大量肉类后，氨量或含氮量会变大，此时废物若无法迅速从大肠排出，就会从血液回流至体内，因而产生有毒物质。那么，吃素就可以改善臭屁吗？一般来说，除非有特殊宗教信仰，人类的饮食还是应该以均衡为原则，包括适量摄取鱼、肉、豆、蛋、五谷根茎、蔬菜水果与酵素食品，都有助提升消化能力，达到帮身体"先清后补"的目的，这才是健康的根本！此外，还有一种状况也会产生毒素，就是当大肠蠕动不佳、酵素量不够时，就容易造成便秘与宿便，并且排便时会有恶臭产生。此时若以酵素食品帮肠道做环保，您会发现初期排出的粪便虽仍有恶臭，但数天后就会慢慢出现改善，这就表示体内毒素已通过环保机制排出体外了。

拒当盲健客　健康要有酵

✓ 容易出现过敏现象

食物过敏、异位性皮肤炎、气喘……你或家人曾出现过这些恼人症状吗？这些都是由于体内免疫系统倾向过敏的反应，唯有提高体内抗敏能力，症状才能获得缓解。以细胞营养学的观点，身体免疫系统得到充足营养，过敏现象自然可获得改善。如以多种类的蔬果为基础、加入优良菌种发酵的酵素食品，本身含有丰富营养、抗氧化物质与蔬果所具备的各类酵素，可说是细胞的"黄金营养餐"。其实，再健康的人都会接触到过敏原，因此过敏现象是很难根除的。若能减少过敏现象，生活品质才能得到提升；唯有提高自身免疫力，才能让不受过敏打扰的"舒适期"越来越长。

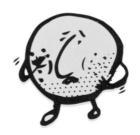

✓ 饭后感到昏昏欲睡

你常常在吃饱饭后感到昏昏欲睡吗？人在刚用餐完时，体内大部分血液都集中于肠胃道，故使脑部与其他器官的供血量减少，进而产生疲倦感。此时最好的方式，就是多补充蔬菜水果，尤其在一顿大鱼大肉之后，能帮助中和胃酸、促进消化。平日饮食则应以五谷杂粮、蔬菜为主，鱼、肉为辅，搭配适量水果，就能减少肠胃对消化食物的负担。此外，饭后半小时也可养成出门散步的习惯，除了有助消化，更能降低疲劳感。

注意！缺乏新陈代谢酵素对我们的影响

✓ 肩颈臂膀酸痛、头晕目眩、头痛、失眠

办公室坐了一阵子，常感到身体疲劳或头晕目眩？这是因为同一个姿势维持太久，使体内酵素无法顺利代谢，造成乳酸堆积，就易产生头晕目眩、肢体酸痛，甚至衍生头痛、失眠等问题。

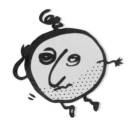
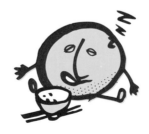

困睡、身体能量低落

身体能量低的人，容易出现手脚冰冷、疲劳、困睡的状况，工作起来也力不从心。能量低，相应体内新陈代谢能力也变慢，抵抗力减弱，就容易罹患感冒或其他疾病。

身体的排毒能力降低，肝脏废物堆积

排毒的"毒"，指的就是体内的废弃物，如氨类或含氮物质，而排毒就是将这些废物通过汗水、尿液、粪便或是肝脏排出。

伤口复原能力变差或久病不愈

当身体生病或受伤时，体内营养素与新陈代谢酵素会作用得非常快。而后段的健康恢复状况，除了需要足够的营养，更需要通过新陈代谢酵素产生能量，协助体力恢复。

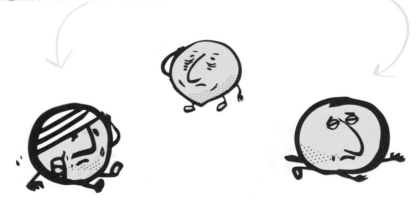

小心！缺乏消化酵素对我们的影响

✓ 吃太饱容易胀气，道致上腹部突出

你有没有发现自己吃太饱时，肚子常常胀大到跟怀孕一样呢？这其实是个警讯，代表肠胃道对食物的消化与排空时间减慢了。如果您习惯于饭后喝汤或吃水果，建议饭只要吃七八分饱即可，让胃稍留空间给后续的食物。此外，进食时一定要细嚼慢咽，即使喝汤也要放慢速度，如果再适当搭配有助肠道环保、清除宿便的保健食品，胃部突出的问题就可渐渐获得改善。

✓ 血液值偏酸，容易疲劳

一般而言，血液的酸碱值会介于 7.35 ～ 7.45 间，也就是略偏碱性。而造成血液酸碱值偏低的原因，除了饮食外，长期晚睡、熬夜，也易使血液变酸。如果因工作无法正常作息，适时补充酵素食品，可以帮助调整平衡。

✓ 免疫能力降低，抵抗病毒与细菌的能力变差

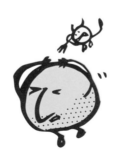
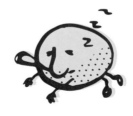

发炎的过程，是细菌穿越了人体第一道防线（如皮肤与黏膜等），体内免疫系统便会释放组织胺，接着启动防御机制，也就是白细胞出面抵抗，此时身体所出现的红、肿、热、痛等不适感，即是发炎现象。由此可见，万一身体的免疫能力偏低，甚至长期低落，身体抵抗外来细菌、病毒的能力就会变差，当然抵抗发炎的能力也就相对降低。

✔ 细胞新生作用变差、红血球生成慢，易贫血

不论是白细胞、红细胞、皮肤、头发，或是全身唯一可以再生细胞的肝脏，细胞的生成除了需要蛋白质、矿物质、维生素与其他微量元素，亦需要体内酵素、食物与酵素食品的协助。除此之外，伤口的愈合也与细胞生长有关，也就是说，酵素与营养素在细胞再生过程中，皆扮演了极其重要的角色。

有贫血现象的朋友，除了要补充可以生成红细胞的营养元素，如维生素 B_6、B_{12}、叶酸、铁与蛋白质外，更需要补足能够帮助消化系统作用的酵素食品，除了提升营养素的吸收使用率，还能增进新陈代谢酵素的协同作用，促进红细胞生成，改善贫血现象。

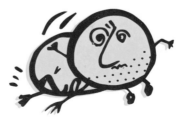

如何维持酵素的黄金平衡

既然体内酵素是有限的，又能通过酵素食物来补充，那我们该如何知道目前体内的酵素量有多少呢？

其实，这个"量"是无法准确测量的，因为每个人对酵素的需求量会因自身状况、饮食习惯的不同而有所差别。确保酵素量的长久之道，就是多食用蔬菜水果及酵素食品，让自己养成随时补充的习惯，因为每个看似微小的改变，都是让健康涓滴成河的重要关键。

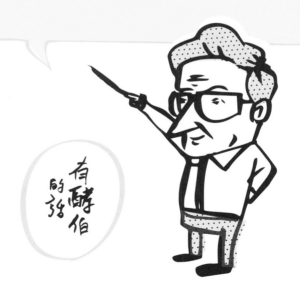

有酵伯的话

拒当盲健客 健康要有酵

酵素怎么补，才聪明？

美国食品科技研究顾问 Roxas M. 在 2008 年 12 月的《非传统医学疗法期刊》（*Alternative Medicine Review*）中指出，以微生物为基底所研发出的酵素食品，在治疗肠胃道吸收不良与乳糖不耐症的过程中，是可见成效的。以植物为基底所研发的酵素食品，则可以帮助消化道分解大分子营养物，如蛋白质等。

那么，最理想的酵素食品是什么呢？即是以含有数十种至上百种的蔬果草本原料为基底，植入多种益生菌后，至少经过一年半以上的发酵期，过程中不掺入任何化学物质、防腐剂等有害人体的添加物，由具有长期发酵经验、技术精良、信誉良好的公司所生产的酵素食品，才能确保品质与来源，让家人与自己吃得健康又安心。

额外补充酵素会产生依赖性吗?

很多人都有这样的疑问,甚至有这样的说法:"酵素吃太多,人体会产生依赖性,就不再自体分泌。"真是如此吗?

其实,这个问题和每天需要吃蔬菜水果是一样的道理。蔬果除了提供维生素、矿物质、微量元素与植物性蛋白质之外,还有丰富纤维以帮助大肠蠕动、促进排便,其中所含酵素亦可帮助消化,这也就是为何在西餐中,蔬果与沙拉的顺序会优先于主餐的原因。

而现代人大多习惯晚睡、熬夜,工作压力大且三餐不定时,常让身体处于经常性过劳状态。尤其在熬夜与压力大时,身体处于备战状态,体内营养素的代谢会加快,就需借由许多酵素去协助代谢作用。若再加上平日饮食不正常,消化系统欠佳,造成一连串的健康"负"循环,许多看似原因不明的毛病也就逐一找上门。

所以,适时补充蔬菜水果与酵素食品,就像喝水一样,都是人体不可忽视的重要习惯,也是构筑一座健康城堡最重要且扎实的地基。

哪些人最需要补充酵素食品？

　　基本上，不论男女老少，都可以借由补充酵素食品获得身体所需要的丰富营养素，以协助生理机能正常运作，包括人体神经、肌肉、内脏与脑部功能等。

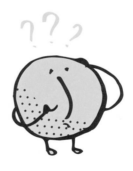

每个人都适合补充酵素食品，而以下这些人则更需要加强保养：

● 希望改善体质、增进健康及恢复健康的人

● 免疫力差、容易感冒、感染疾病的人

● 神经衰弱、性能力失调的人

● 手术前后的患者

● 肝脏功能不佳、容易疲劳的人

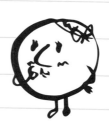

● 产前产后的妇女

● 未老先衰，体弱多病的人

● 患有各种不明症状的亚健康人

● 常熬夜、过劳，或生活作息不佳、压力过大者

● 素食者

拒当盲健客　健康要有酵

第三章

酵素与健康

酵素与疾病，有何关系？

　　有什么元素不但能有效预防各种疾病，还可取代药物根治各种疾病？

　　那就是——完整的营养分子。

　　全面而完整的营养分子可以满足全身细胞的需求。营养均衡的理论相信有许多人听过，但一天内要均衡摄取所有营养几乎难以达成，因此"均衡摄取"便逐渐流于口号，成为一种遥不可及的理想。不过，随着生物科技的演进，这个乌托邦式的理想终于有实现的可能，也就是酵素食品的发现。优质的**酵素食品**除了含有广泛的营养元素，更因加入多种有益微生物，在进行多重生化反应后衍生出许多人体细胞必需的小分子，可被身体深度吸收利用，得以成全"均衡健康"的心愿。因此，优质酵素食品的出现可说是人类在健康史上的一大跃进。

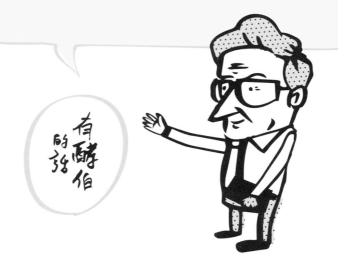

有酵伯的话

酵素食品与一般保健食品有什么不同？

如果您有补充保健食品的习惯，您一定知道，市面上的保健食品多以单一营养为主，如维生素 B 群、叶黄素、钙片、综合维生素等，相较之下，酵素食品所提供的必需营养素则相当全面且完整，如维生素、矿物质、有机酸等。就如之前我们提到的，这些必需营养分子只要有任何一种缺乏，都足以造成许多严重程度不一的疾病。一般人最容易缺乏的正是这些需要从均衡饮食中摄取的重要营养分子，而酵素食品所提供的必需营养素，正是指这些人体无法自行合成、须由体外供应的营养分子。

掌握酵素关键，肠保健康

肠道是生命的动力，也是健康的基石。

一般人普遍认为肠道的功能仅在于消化食物与吸收养分，其实肠道运作可是体内非常庞大且重要的工程！当食物一进入人体，肠道就要开始主导各种"流程"，如蠕动速度、需要分泌何种化学物质、分泌量需要多或少……每个环节都需严格控制，若肠道功能未充分发挥，人体就无法获得养分供给，也将停止运作。

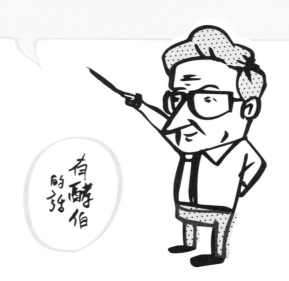

有酵伯的话

肠道的作用

人的肠道终其一生必须处理约 65 吨的食物，相当于 12 头大象的重量，很惊人吧！食物由口腔进入消化道，需历经 9 米的旅程才能完成作用，一趟旅程通常需花费 24~48 小时，每一厘米的消化道都在其中扮演着重要角色，除了要确实分泌化学物质，更要确保消化作用正常，如此我们才能吸收到优质且足量的养分。而肠道里的无数有益菌，更是帮助我们捍卫消化健康的战士。如果肠道照顾得宜、运作正常，就能为我们的生命带来动力。相对的，若是肠道出了问题，轻则带来便祕、腹泻等小麻烦，重则引发大肠或直肠癌，直接威胁宝贵生命，因此，健康之道，果真该从"肠"计议！

肠道的重要性

肠道除了担当消化与排便的重大责任，还有一项很重要的任务，也就是帮助营养吸收。如果肠道功能失调，身体就无法充分吸收养分，即使吃进再多营养，也终将成为奢华的浪费。

肠道是生物演化史上最原始的器官，我们所知道的一些腔肠动物如海葵，其口部与肛门是合二为一的，食物进入口中消化后亦是从口部排出，即是以肠道为主轴构成的生物体。而人类的许多器官也是由此衍生而来，像是积蓄营养素的细胞与肠道分离后，便形成我们的肝脏；肠道的前端也进化形成胃部，以供贮存食物。此外，肠道更号称是人体的"第二脑"，因为肠道不需经过脑部指令，就能自行判断并执行各种工作。因此当肠道发生问题或是产生疾病时，就会干扰一切指令与运作，使体内系统失调，由此可见，肠道的正常运作与人体的健康，确实有着密不可分的因果关系。

健康与否，从"肠"判定！

人体生命的活动都需借由肠道作用来维持，如果肠道遭受污染，健康就会亮起红灯，因为被肠道吸收后的污染物会随着循环进入全身，使血液和其他器官也一同遭受污染，想要获得真正健康，肠道的健康可谓是举足轻重。

人们常能借由"面相"来判定一个人的性格，同样的，我们也可以借由判定"肠相"来得知肠道目前的健康状况。通过肠胃镜检查，可以发现在健康的肠胃中，黏液为透明状，环境则呈现粉红色，看起来相当温和柔软。其实每个人在年幼时，大多拥有如此漂亮且健康的肠胃道，能对食物进行最佳的吸收与利用；但随着饮食失衡与其他不良习惯进入我们的生活，让肠胃变得越来越不健康，此时黏膜的颜色就会变得较为斑驳，肠胃环境甚至会出现变红或肿胀的情形，不健康的肠道，其肌肉会变厚、变硬，最终导致疾病产生。那么，除了肠胃镜，还有其他的方式能够及早注意肠道对我们提出的警示吗？其实，包括放屁、腹痛、口臭等许多生活上的身体反应，就已经告诉我们答案了！

受污染、腐败的肠道

　　健康的肠道内因为带有较多有益菌，所以排出的气体多是氮气、氢气及二氧化碳等，近九成是无臭的。但当肠内坏菌增加时，体内就会产生有毒的臭气，因此当我们在排气或是排便时就会伴随恶臭，并同时出现下列情况，请一起来检查：

✓ 屁味或粪便臭气冲天

　　当肠道内的坏菌增加时，就会促进食物残渣分解，特别是动物性蛋白质，此时就会产生如阿摩尼亚、硫化氢等各种有毒气体或是有害物，因而在排便或是排气时产生强烈且刺鼻的味道。

✓ 腹部疼痛

　　肠道内的坏菌在分解作用后，产生的有毒物质或气体在尚未排出体外时，会先暂存在大肠内，导致腹胀、腹痛等疼痛情形。

✓ 口臭

　　从大肠黏膜吸收的有害物质通过肺部时，会使我们的呼吸含有异味，造成恼人的口臭。

拒当盲健客　健康要有酵

✓ 皮肤问题

这是因为由坏菌所产生的有害物质及气体，会经由大肠黏膜吸收进入血管，通过血液运输至全身。而当这些物质输送到皮肤时，就会导致皮肤出现问题，如肤质粗糙、肤质差、长痘痘等。

✓ 抵抗力下降

肠道内的有益菌能够控制免疫细胞，而免疫细胞就如防护罩般守护着肠道健康。但当肠道内的坏菌变多时，身体免疫力就会随之下降，除了可能使肠道发炎，也容易患上流行性疾病，免疫功能长期低落，更有可能引发癌症等重大疾病。

✓ 肠道蠕动异常

当我们感到便意时能够顺利排便，是因为肠道能正常蠕动。当肠道内的坏菌数增多，就会让好菌减少，使肠道蠕动变迟缓，导致粪便无法顺利排出。粪便堆积使肠道内脏乱不洁，疾病也会随之发生。

✓ 容易觉得疲劳

当肠道被坏菌占领时，体内会处处充满有害物质，各种器官也会受到危害并加速老化，容易感到疲劳，更有碍于身体对营养素的吸收与利用，根本性地影响人体健康。

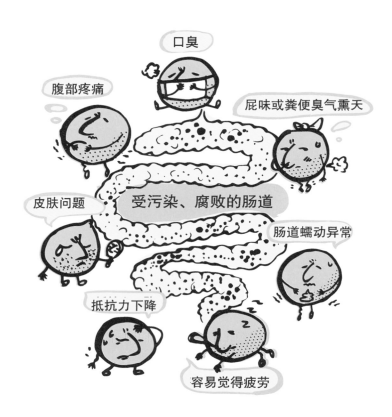

拒当盲健客 健康要有酵

肠道洁净，健康请进！

如果腐败的肠道是健康最大的公敌之一，那么努力保持干净、顺畅的肠道，对我们而言又有哪些具体的好处呢？

干净的肠道能够抑制坏菌生长、防止病原菌入侵，让有益菌能在肠道内尽情发挥作用。

能帮助食物消化、吸收及代谢，肠道越健康，我们的消化功能也会越佳。

维持肠内酸性环境，有利于有益菌生长繁殖，同时能抑制肠内腐败，防止便秘或是腹泻产生。

干净、健康的肠道有助于肠内合成人体不可或缺的维生素。

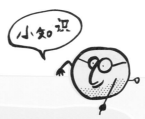

发酵与腐败的差异

　　发酵指的是"酵母或细菌等微生物分解有机化合物，生成酒精、有机酸及二氧化碳而产生热量的过程"。借由有益的微生物制造出身体所需的物质就是发酵，如制酒、味噌、酱油等，都是经过发酵作用所得的产物。

　　相反的，对人类而言，腐败指的其实是"有机物质被细菌分解，变成有害物质同时产生不良气体的过程"，如我们将一块肉放在常温下，过了不久，便会因为空气中的细菌开始腐败，导致肉腐烂，同时产生恶臭、生黏等现象。

　　发酵和腐败是完全不同的，对人类而言，"发酵"会制造出有益健康的物质，而"腐败"则会制造出毒物。

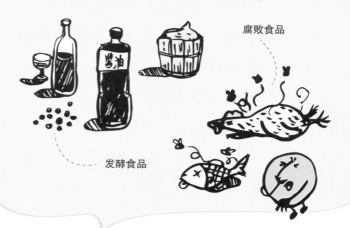

腐败食品

发酵食品

肠道与酵素的关系

我们每天吃的食物，都必须经过消化，营养素才能被人体吸收与利用，而不要的残渣就形成粪便排出体外。所谓的"消化器官"都是空管，又称消化管，食物在消化管中运送与消化的每个过程，都需要消化液的参与。如我们咀嚼米饭时，嚼到最后会有甜甜的味道，就是因为口腔分泌的唾液——淀粉酶，可以将淀粉分解为糖类，因而产生微甜口感。其他如胃会分泌胃蛋白酶、胰脏分泌胰酶等，以帮助消化运作，而这些所谓的"消化液"都含有酵素。

由此可知，酵素在消化系统中所扮演的角色是重要而显著的。人体内的消化酵素种类繁多，其中最具代表性的就是负责消化三大营养素——蛋白质、脂肪与碳水化合物的消化酵素，也就是蛋白酶、脂肪酶与淀粉酶。食物从口腔进入小肠，过程中借助不同的消化酵素来分解，最后将大部分营养转换为小分子，由小肠吸收，再通过血液传递，与体内的新陈代谢酵素相互作用，成为我们的内脏、血液、骨骼等构造，如此周而复始的过程，每天都在我们的身体里上演。因此，我们可以发现综合上述的所有作用，全都依赖酵素参与其中，也就是说，若肠道缺乏酵素，则所有消化作用也将停止，人体的生命也将无法延续下去。

常见的消化酵素

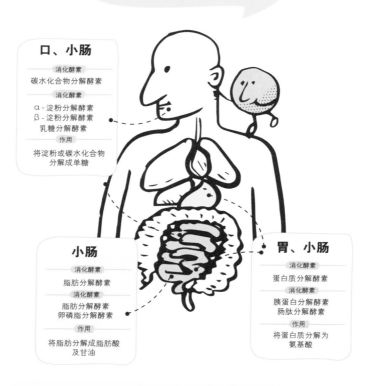

口、小肠

消化酵素
碳水化合物分解酵素

消化酵素
α - 淀粉分解酵素
β - 淀粉分解酵素
乳糖分解酵素

作用
将淀粉或碳水化合物
分解成单糖

小肠

消化酵素
脂肪分解酵素

消化酵素
脂肪分解酵素
卵磷脂分解酵素

作用
将脂肪分解成脂肪酸
及甘油

胃、小肠

消化酵素
蛋白质分解酵素

消化酵素
胰蛋白分解酵素
肠肽分解酵素

作用
将蛋白质分解为
氨基酸

三大营养素消化状况

糖类的消化	糖类 ≫≫	唾液淀粉酶 麦芽糖 + 短链多糖	≫≫ 胰淀粉酶 双糖类	≫≫ 肠双醣酶 单糖
蛋白质的消化	蛋白质 ≫≫	胃蛋白酶 短肽片段	≫≫ 胰蛋白酶 双肽 + 三肽	≫≫ 肠肽酶 氨基酸
脂质的消化	脂质 ≫≫	胆盐乳化 脂肪小球	≫≫ 胰脂酶 甘油 + 脂肪酸	

从酵素看疾病：糖尿病与痛风

前面与各位提过，人体只要缺乏维生素、矿物质、有机酸等任何一种身体机能运作必需的营养分子，就可能让各种疾病有机可乘。然而，你知道常列国人十大死因之一的糖尿病，以及患者年龄层已降低至 30 岁的痛风，根本的原因都出在看似寻常的"新陈代谢"吗？

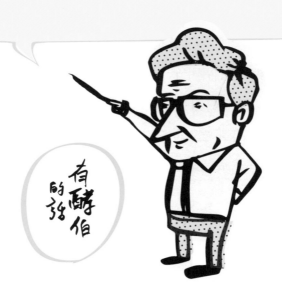

有酵伯的话

何谓新陈代谢疾病？

新陈代谢泛指体内的所有生理活动，包括荷尔蒙、内分泌及"六大营养素"，即糖类（碳水化合物）、蛋白质、脂肪、维生素、矿物质和水的代谢调控。如果有任何一种荷尔蒙或酵素因子在"六大营养素"的代谢与消化过程中出现过多或过少现象，就会影响我们的健康。

新陈代谢疾病的种类很多，包括糖尿病、高尿酸、高血脂症、甲状腺功能异常、肥胖及其他营养问题。而内分泌代谢异常的疾病包括甲状腺疾病、副甲状腺疾病、肾上腺疾病、脑下腺疾病及性腺发育等。接下来，我们就以现今最普遍也最令人闻之色变的糖尿病以及患病年龄层逐年降低的痛风为例，来跟各位说明新陈代谢不佳对人体造成的影响。

拒当盲健客　健康要有酵

糖尿病

糖尿病是一种古老的慢性疾病，早在公元前 1500 年左右，埃及文献中就记载了与糖尿病症状相类似的"消渴症"。19 世纪后，证明尿中含有甜味葡萄糖所引起的疾病即是"糖尿病"。

研究证实，影响血糖代谢的原因与胰岛素有关。胰岛素是由胰脏 β 细胞所分泌出来的荷尔蒙，作用为调节体内的血糖值，正常人在进食后，食物在胃肠道内被消化分解，产生的葡萄糖会经由血液运送至全身，此时就会刺激胰脏释放出胰岛素，帮助葡萄糖进入身体各种组织细胞，转化成能量或贮存于肝脏、肌肉组织及脂肪细胞中。当胰岛素分泌不足或功能无法发挥时，血液内的葡萄糖无法被消耗利用，血液中的血糖浓度就会增加，一旦糖分含量超过肾脏的吸收速率，就会经由尿液排出体外，出现尿糖的症状，此即糖尿病的起因。

一般来说，只要血糖超过既定的标准就算是糖尿病，不一定要有尿糖现象出现，因为血糖要高到某种程度才会出现尿糖，所以糖尿病是以血糖值为诊断标准。

✅ 糖尿病的分类

糖尿病的诊断，通常是依据明显的临床症状及血糖测定来确认，常见的糖尿病临床症状有：

多渴：容易口渴。

多尿：小便频密及尿量增多。

多吃：体内缺乏胰岛素，导致能量生产不足，刺激大脑中枢神经进食。

酮酸尿：血糖代谢异常所造成。

体重下降。

能量代谢异常，常有无力、衰弱感。

血糖明显升高，有尿糖和酮尿现象。

视网膜血管病变，以致视力模糊。

足部麻痹，常有刺痛或无力感。

伤口容易发炎感染，且久病不愈。

如果出现以上情形，应尽快求助医生进行专业诊断，及早发现才能及早控制病情，千万别因拖延耽误珍贵的健康。

✅ 如何应用酵素改善糖尿病

生命的现象源自于细胞，细胞是由营养分子中的元素、微分

拒当盲健客　健康要有酵

子、小分子、大分子等通过各种化学作用结合而成，不论是哪一种分子的长期缺陷，都会导致代谢障碍，进而形成各种病症。

我们体内的代谢活动是由脑细胞主控，通过神经控制各种内分泌细胞，进而释放出各类激素（荷尔蒙）进行指挥，通过各器官制造酵素来参与各种化学反应。

造成代谢障碍的原因大致可分为两类：一是细胞病变，二是细胞所合成的新物质（如荷尔蒙或酵素分子）有缺陷，使细胞无法获得所需分子来进行修补，就易导致病变。因缺乏营养分子而导致的代谢障碍，一般药物仅能达到控制效果，对细胞的修补与合成并无助益，无法彻底根治。若想有效预防或治疗代谢疾病，唯有从补给正确的营养分子着手，才是最根本的解决之道。

糖尿病属代谢疾病，患得糖尿病即表示代谢较差、细胞有受损情况。借由食用酵素食品，可加强代谢及小分子营养吸收，如维生素、矿物质、核苷酸等，补充营养进而达到修补作用、促进新陈代谢，长期补充则可增强体质，调理糖尿病症状。

痛风

痛风的元凶，是体内的嘌呤（Purine）代谢异常。嘌呤是体内遗传物质中的一种含氮物质，来自于身体自行合成、组织分解及富含核蛋白的食物；经由肝脏代谢后形成尿酸，换句话说，尿酸是人体内嘌呤代谢的最终产物，主要由肾脏排出。

体内的尿酸浓度主要由食物量＋体内合成量＋排泄量的平衡所决定。当其"产生过多"或"排泄过低"（如肥胖、食量不均、药物使用、身体其他疾病或遗传体质）时皆会使血中尿酸值升高，一旦高于正常值即为高尿酸血症。尿酸易沉积于肾脏或关节等软组织内，导致急性发炎反应，也就是急性痛风的发作。久而久之，可能造成关节变形或慢性肾脏病变，包括肾结石。简而言之，痛风就是因人体内的尿酸新陈代谢异常所引起的急性关节炎，"痛风"一词是形容疼痛感会像风一样在全身上下各个关节内跑来跑去，也有一说认为是因关节疼痛症状令人非常难受，即使是风吹过都会痛，故取名为"痛风"。

引起人体中尿酸过高的原因有很多，举凡饮食内容、体重、运动、服用药物、遗传等因素，都可能造成高尿酸血症及痛风。尿酸过高的病因可以大致分为三种类型：肾脏排泄尿酸不足型、尿酸合成过多型及混合型，必须经过医师诊断才能详细判定，找出最正确的病因加以根治。

✓ 痛风的临床症状四阶段

痛风的临床症状分为四个阶段：

- 无症状的高尿酸血症。

- 急性痛风。

- 不发作期。

- 慢性痛风性关节炎。

痛风症状主要开始于脚部关节发生急性红、肿、热、痛的情形，严重程度甚至让人无法走路或穿鞋，更有人形容疼痛的感觉有如被老虎钳夹到一般。痛风在发作前 1~12 小时，患者一般都会有预感，预感期后发生的激烈疼痛，在 24 小时内会达最高峰，几天后疼痛才会慢慢减缓。由于关节疼痛的情形并不会持续，许多患者常认为不痛就等于康复了，因而延误了最佳的治疗时机。

✓ 如何利用酵素来改善痛风

痛风不仅是一种关节疼痛的疾病，更代表了一种警告，提醒人体对尿酸的新陈代谢出了问题，而体内过多的尿酸正在一步步沉积到各个部位，包括内脏及各种器官都可能因尿酸结晶的沉积受到伤害。特别是肾脏受尿酸结晶的影响最大，一定要特别注意。

因此，正确治愈痛风的方式不应只注重于治疗关节肿痛，更重要的是需长期将体内尿酸值控制在正常范围，才不会让尿酸结晶到处沉淀，造成不可恢复的伤害。

许多患有痛风的病人只在痛风发作时才寻求治疗，一旦不痛了就不再继续接受治疗，忽略体内尿酸值依然偏高的事实，等到造成肾脏伤害就更加难以治愈了，因此"早期发现、持续治疗"才是面对痛风应该具备的正确观念。

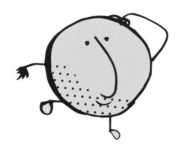

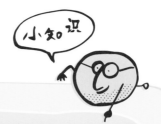

小知识

拒当药罐子 有"酵"才健康

真正优良的酵素食品，在代谢疾病的防治上，绝对优于药物。

怎么说呢？优良酵素食品的制作，必须依据互补原理，才能达到体内、体外营养的供需平衡。我们要知道绝大部分的代谢疾病，都是由于某些细胞的营养分子长期缺失所造成，唯有补足缺乏的营养分子，才能加以利用。

至于药物，因其并不是细胞所需要的物质，并无益于修补细胞。而营养完整均衡的酵素食品，含有各类细胞所需的营养分子，可立即补给细胞的任何缺乏，对于疾病的预防与治疗皆优于药物。

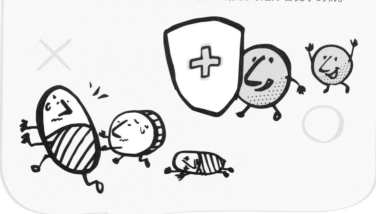

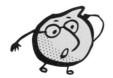

拒当盲健客 健康要有酵

从酵素看疾病：免疫疾病

免疫系统就像一个国家的军队，作用是抵御外来敌人，也就是病原体的入侵。但有时调节机制出了问题，反而会转向攻击自身的组织或器官，而引发所谓的"自体免疫疾病"（autoimmune disease）。常见的自体免疫疾病有：系统性红斑性狼疮（SLE）、多发性肌炎、类风湿性关节炎（RA）、僵直性脊椎炎（AS）、干癣、修格连氏干燥症、硬皮症、血管炎等，其形式包括单一器官至全身性疾病。而目前罹患自体免疫疾病的人数，约为世界总人口的百分之五。

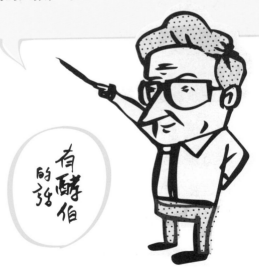

有酵的酵伯

人体的免疫机制

正常的免疫抗体，原本是针对外来的细菌、病毒或体内的不正常细胞（如肿瘤细胞）进行攻击与消除，也就是说，抗体兼具了对外"防御"与对内"清除"的双效功能，这是身体自我保护的生理作用，也就是所谓的免疫机制。

但某些情形下，免疫系统可能会产生出对抗自己体内正常细胞的抗体，造成不正常的过度发炎反应或是组织伤害，这些抗体我们称之为"自体免疫抗体"。另外也有部分情况是通过细胞激素造成免疫系统失调，因而造成的疾病统称为"自体免疫疾病"（AIR）。

人体的免疫系统非常复杂，而构成人体免疫系统的最主要免疫精兵，就是日夜不停穿梭在血液中巡逻的白细胞。在白细胞中的"吞噬细胞"具有辨识敌我的机制，一旦认出外敌，便会立刻吞噬对方，像巡逻兵般在第一时间清除异己。

但"吞噬细胞"通常只能对抗体积较大的细菌与霉菌，若是遇上病毒，就得调派出精兵部队——"淋巴球"了。其中，淋巴

拒当盲健客　健康要有酵

细胞就如同飞弹部队，可以分泌出免疫球蛋白，对病毒产生抗体。不过，一种抗体飞弹仅能对抗一种病毒，如能够对抗肠病毒的抗体就无法对抗流感、能对抗流行性感冒的抗体就不能对抗SARS。虽然抗体可以在人类的细胞外巡逻，寻找小病毒加以消灭，但刁钻的病毒若成功入侵细胞，无法随意进入细胞的抗体也就无可奈何了。此时，作为"战车"的淋巴细胞就会在清扫战场时，一边辨识出自我细胞里是否潜藏外来病毒，一边将其消灭，阻止病毒在体内复制、作乱，形成木马屠城的局面。

虽然我们的淋巴细胞拥有"免疫记忆"的功能，可以对抗再次入侵的相同病源，但病毒的种类相当多且变型快速，所以人体细胞仍须不断参与作战，才能建立更多的"抗体资料库"。因此对于刚出生的婴儿来说，其免疫力与"抗体资料库"都尚未被建立，必须在成长过程中经过多次感染才能建立好的抗体，现在，你知道为何新生儿每年都要打流感疫苗了吗？因为流感病原年年都在改变，抗体当然也须年年更新啰！

巨噬细胞

当人体遭受病毒感染时，巨噬细胞会扮演清除被感染细胞残骸的角色，避免更进一步的发炎反应发生，并通知淋巴球或其他免疫细胞，对病原体作出反应。

自然杀手细胞

简称NK细胞，可以直接杀死许多癌细胞和被病毒感染的细胞。简单来说，也就是专门摧毁外来或变质细胞的杀手。

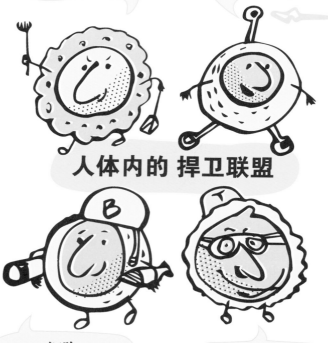

人体内的 捍卫联盟

B细胞

可以分泌免疫球蛋白，对病毒产生抗体，以军事战略来说，B细胞可以制造出导弹，来打败病毒等微小病原。

T细胞

具有辨识异常细胞的特异功能，可以辨识出自我细胞里是否潜藏外来病毒，如果发现外来病毒。就会将病毒消灭，阻止病毒继续危害体内的细胞伙伴。

拒当盲健客 健康要有酵

如何应用酵素来提升人体的免疫力

人类的免疫系统非常复杂，但守护健康的关键十分简单，那就是握紧"免疫力"这把生命之钥。究竟哪些因素会影响我们免疫力的高低呢？

性别和营养状况是影响人体免疫力高低的两大因素。研究发现，受基因染色体影响，女性的免疫力天生就比男性弱，所以许多先天性免疫疾病的好发率皆是女性高于男性，如红斑性狼疮、风湿性关节炎等。至于因营养失衡而衍生免疫疾病的情形，则较常出现于落后国家，如饥饿或营养不均的偏乡孩童。此外，接受化疗后的癌症患者及老人的免疫力也较为低落。

免疫力下降后，人体将会如何呢？当人体防御机制被破坏后，许多病毒、细菌会进入体内，人们就容易感染、生病，甚至原本单纯的感冒也可能更加严重，并且引起其他并发症。而对于人人闻之色变的癌症，其实也与免疫力密切相关，当淋巴球功能变弱时，就无法察觉变异细胞，使坏细胞不断增生，最后形成癌症。

大人小孩都有的过敏症状则属于免疫反应的一种，是人体对某物质产生的一种"过强"的免疫反应，而非所谓免疫力不好时容易过敏。

免疫系统是人类生命的守护神，唯有补充完整的生物能量，才能有效地提振免疫功能。而免疫系统主要是由白细胞和淋巴细胞组成的防卫系统，它们既是骁勇的战士，也是尽职的清道夫，举凡入侵体内的细菌（含抗药性）、病毒、病变细胞、突变细胞、代谢废物以及各种有害化学物质，都是它们攻击及清除的目标，目的在保护所有细胞的安全，避免伤害。如果我们的免疫功能积弱不振，这些异物便可乘机肆虐，随时危及我们的生命。

因为免疫功能失常所引发的疾病，如癌症、病毒感染及抗药性细菌等，到今天为止仍无药可医，正是因为药物无法辨认细胞的好坏。其实，免疫细胞和其他细胞并无差异，只是免疫细胞较具智慧、生命周期较短，遂以增生方式来维持数量平衡及作战力，因此需要大量且完整的营养分子来供给其增生需求。长期而言，营养若有所缺失，就容易造成免疫功能失常，平时若能维持营养分子及生物能量的正常补给，则可维持免疫系统功能，此为维持健康的重要基石。

想有效提升免疫功能，靠的是均衡且完整的营养，并非摄取

　　　　拒当盲健客　健康要有酵

单一或部分营养就足够，更不是依赖药物就能完成。免疫系统对人体极为重要，若想要满足更健康、功能更佳，且随时都在增生的免疫细胞，就必须先提供充足且完整的营养。而酵素食品除了内含的原生菌可刺激人体内多种细胞激素，并产生干扰素以刺激人体免疫系统，达到抑制肿瘤或产生免疫抗体，以抑制病菌吸附在黏膜表面的目的，又能活化人体细胞，产生免疫球蛋白 IgA 与 IgM，提高吞噬细胞活性，增强抵抗感染的防御系统。

除了原生菌外，酵素食品中的多元营养素，如维生素、矿物质、核苷酸等有效成分，因小分子结构而能快速被人体吸收，一次补充免疫细胞所缺乏的营养素，进而达到修补作用。若长时间使用，更可以增强体质。

只要是人，都需要排毒？

"体内环保"是一种回归自然、以预防代替治疗的健康运动，近年蔚为风潮的"绿色生活"，除了提倡环保观念与使用回收再生用品，同时也强调食用有机、天然的食材来帮助清除体内废弃物，"排毒"就是促进体内环保的第一步。时至今日，"排毒"的方法众说纷纭，究竟什么是"毒"？它又会对身体产生什么样的影响呢？

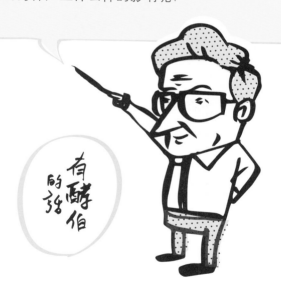

有酵伯的话

拒当盲健客　健康要有酵

你是藏毒份子吗？

如果您有以下这些习惯或相同反应，就应该即刻停下繁忙的脚步，仔细聆听身体对您发出的警示。

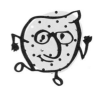

- ◯ 爱吃糖、油脂食物，是精致食品或加工食物的爱好者。
- ◯ 尿液十分混浊，味道偏浓。
- ◯ 经常性便秘。
- ◯ 经常暴饮暴食，感觉身体肿胀。
- ◯ 吃饭时总是很匆忙，无法细嚼慢咽。
- ◯ 常放臭屁，且有强烈口臭或体臭。
- ◯ 经常暴露在充满化学物质、杀虫剂或有污染源的环境中。
- ◯ 有喝酒、抽烟、喝咖啡或服用成药的习惯。
- ◯ 较少摄取天然食物，尤其是新鲜蔬菜、水果和全谷类。
- ◯ 早上起床时，总会感觉到口苦或口臭。
- ◯ 很容易嘴破、舌头破，尤其在睡眠不足或生活压力大的时候。
- ◯ 容易胀气，尤其吃饱饭后，肚子会涨得很大。
- ◯ 大痘、小痘长满脸，或肤况长期不佳。
- ◯ 常感到注意力无法集中，精神不济，常常是一回到家就马上累瘫。
- ◯ 长期头痛，肩颈酸痛。
- ◯ 双腿无力、肌肉缺乏力量。

若身体出现以上任何一种情形，您就是急需排毒的人群。排毒最忌久拖成疾，若情况严重，可能连药物也无法根治，形成永久性的健康问题。

认识人体排毒系统

排毒，指的就是将体内潜在的有毒废物通过代谢后，经由尿液、粪便排出体外的过程。

人体器官包括肺脏、皮肤、肾脏、肠胃系统与肝脏，都会参与身体的排毒过程。日复一日、年复一年，这些排毒器官拼命工作、不敢怠惰，就是为了维持体内上亿个细胞的健康。但在食品安全问题严重、生活习惯不佳的今日，排毒器官的工作负荷不断增加，而慢慢失去应有功能；此外，像是农药使用量增加及化学燃料污染物、碳氢化合物与重金属残留等，都是造成体内毒素累积的原因。美国环境保护署曾指出，环境中的有毒物质多少都会残留在人体内，且可能囤积于脂肪细胞中，遍布全身，而这些脂肪细胞都分布在皮下组织，甚至存在于内脏系统与脑部。因此也有不少研究报告发现，体内铝化合物的累积与老年人的脑部痴呆

拒当盲健客 健康要有酵

现象及阿兹海默症有关。

肝脏系统

肝脏是体内非常重要的排毒及新陈代谢器官，除了能帮助吃进的食物进行排毒工作，还可将食物的营养转化成能量并贮藏于肝脏，如五谷杂粮所含的碳水化合物，会先被人体分解成小分子葡萄糖，过剩的葡萄糖进入肝或肌肉时，则会被转化为肝糖储存。

呼吸系统

包括肺、支气管、喉咙、鼻窦与鼻子。我们每天所呼出的二氧化碳与吸进的氧气，全都在肺部做气体交换。

肠胃道系统

包括胆、大肠与小肠。食物的消化分解在胃与小肠，营养吸收在小肠，食物经分解后所剩下的渣滓则会经过大肠、直肠，最后由肛门排出。

泌尿系统

包括肾、膀胱。肾最主要的作用是过滤血液中的有毒物质，并调节体内水分、平衡钠钾离子，而膀胱的功用则是暂时贮存尿液，其容量约为 300~450 毫升。

皮肤

包括汗腺与皮脂腺。皮肤是人体中面积最大的器官，身体的健康状况全都可以通过皮肤色泽反应出来。如贫血的人肤色会呈现苍白或暗黄，缺乏水分者的肤况则明显干皱。究竟皮肤会协助排出哪些体内废弃物呢？基本上，肝、肾、肺脏的排泄物也会经由皮肤代谢，如果您在运动半小时后滴汗未流，很有可能是您体内的毒素代谢功能变差，是值得注意的信号。皮肤亦能调节体温，如大量运动后皮肤可以帮助散热，身体感觉过冷时，血管则会收缩，避免身体热量再散发。

淋巴系统

由淋巴管、淋巴液、淋巴细胞（淋巴球）与淋巴结（腺）组成。淋巴系统是体内的两大循环系统之一，另一则是血液循环系统，两种系统可以互相流通。

淋巴系统的功用为：

收集并将组织液带回血液。

借免疫系统来对抗致病微生物，以保护个体。

从消化道中吸收脂肪。

淋巴系统的排毒过程为：遍布全身的淋巴腺会产生淋巴液，

拒当盲健客　健康要有酵

可以吸收死去的细胞、多余的液体及其他由食物所产生的毒素；这些毒素会被回收于淋巴结，将毒素过滤后进入血液，再经由皮肤、肝、肾，通过汗水、尿液及粪便排出体外。因此淋巴系统循环不好的人，较容易出现水肿、发胖、疲劳、代谢障碍等现象。

您的排毒系统运作正常吗?

"我的排毒顺畅吗？"对现代人来说，最容易感到不顺畅的排毒系统就是肠胃道，除此之外，泌尿系统、皮肤系统与呼吸系统也较容易出现失调状况。试想一下，我们每天都会吃进许多食物与水分，但是只"进"不"出"，身体的毒素与废弃物的累积一定会日益增多；如果再加上生活作息不良、饮食缺乏均衡、常憋尿或少排汗等情况，就更不得忽视排毒不顺可能带来的问题。

体内毒素的累积会造成身体疲劳倦怠，影响抗压性与精神恢复状况，也就是由里而外产生直接性的因果影响。虽然身体有排毒机制，但也会有工作量无法负荷的时候，如果因为生活习惯、饮食不良或压力累积过多、病痛频繁、长久便秘或憋尿，除了会让排毒系统失调，免疫系统与内分泌系统等人体生理机制也会跟着失去平衡。

拒当盲健客 健康要有酵

"毒"究竟是什么？

所谓的"毒"，就是于人体内在或外在所产生的有害物质，也泛指所有被认为会影响健康的物质或新陈代谢废物，可能破坏细胞、新陈代谢及器官的正常运作。

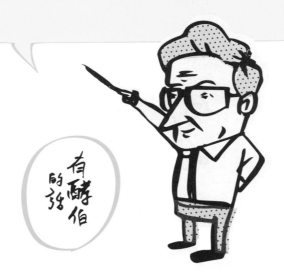

毒从哪里来？

环境中的毒：电磁波、辐射线、紫外线、水污染、空气污染。

食物里的毒：农药残留、重金属污染、高温油炸食品、加工食品、防腐剂、化学添加剂。

心理上的毒：疾病、过劳、压力、情绪起伏不定。

不良生活型态：抽烟、嚼槟榔、酗酒、熬夜、憋尿。

其他：药毒、洗洁剂、化学物质、生病、饮食不规律。

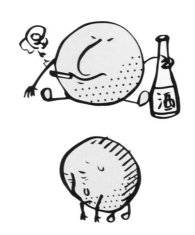

现代人毒素累积的原因

经常食用含有人工色素、重金属、防腐剂、农药、化学添加物质等食品，如火腿、香肠等腌渍食物含亚硝胺，内含的亚硝酸盐物质会引起肝炎。

饮食不均衡或爱好重咸、重辣的刺激性食物、习惯性酗酒或饮用咖啡、可乐。

不规律的生活方式，如：抽烟、熬夜，经常处于压力大、易紧张等情绪起伏的状况。

长期缺乏运动。

长期水分摄取不足。

排泄不正常、长期憋尿、便秘。

疾病缠身，如患有肝病、高血压及老化症状。

经常服用成药或不合法、来源不明的药物。

中医称为排毒，西医称为抗自由基

有些朋友初次看到"排毒"两个字，马上联想到武侠小说中高手们被毒所伤时，运用内功将"内毒"排出的过程，除了从头顶上冒出阵阵白烟，脸色还会一阵黑、一阵青，斗大的汗珠挂在一张看似痛苦而扭曲的脸上，一段时间后，脸色渐渐恢复正常，才总算将"毒"都顺利排出。其实，早期农业社会所讲的"毒"，多是指"中毒"现象，如被毒蛇咬伤，毒液随血液流窜于体内的中"蛇毒"现象，或是因误服草药而产生的神经毒等；而现今所强调的"毒素"，则是多因日常生活作息与饮食不规律，造成体内废弃物及有害物质堆积，因此产生过多自由基，在体内堆积成对人体不利的气体或物质。但总归一句，无论是什么样的"毒"，必不可留在人体，否则时间久了，轻则伤身，重则致命。

今日，亚健康人口数激增，越来越多的人开始认同"预防胜于治疗"的观念，而保健市场上，更是对"排毒"与"自由基"两个名词多有提及，但真正了解的人却不多。尤其今日养生市场蓬勃，许多缺乏科学根据的说法，反而容易误导大众。接下来，

拒当盲健客　健康要有酵

我们就以现代医学、生物科学及中医学的论点来探讨"排毒"与"自由基"的重要性，以及这两者之间为何有着密不可分的关系。在阅读完本章后，相信您一定能更加了解身体的运作过程，真正掌握自己的"生命"之钥！

何谓 "中医排毒" ?

其实人体本身就有排毒机制，但随着生活、饮食习惯不规律这些中医所称的"外因"，再加上压力、生病、情绪、紧张等"内因"，让体内的新陈代谢与排毒机制产生混乱，而造成最基本的排汗、排尿与排便都出现不正常的现象。毒物无法排出，便随着血液循环回到身体器官内，久而久之，健康状况就会受到影响。而"排毒"养生法产生的目的，就是希望通过体内环保，让细胞得到营养、再生体质，而以中医五行学的说法，即是木、火、土、金、水彼此相生相克。

其实在《黄帝内经》中，就经常提到"毒"这个字。就中医学理论而言，"毒"的定义相当广泛，举凡"对身体有害之物"皆为毒，包括火气、胎毒、湿毒、血毒、热毒、寒毒、蛇虫毒、化学毒（如砒霜毒）、鱼蟹毒（如对海鲜类产生的严重过敏反应）及体内其他发炎反应等。而以现代人的健康来说，即是因为作息与饮食不规律，导致火气大所造成的便秘、嘴巴易破、脸部或身体长出痘、疮等，而如果喜爱冷饮或油炸食物，鼠蹊部的经络更可能长出疹子。此外，口臭、牙龈肿痛、眼睛经常满布血丝、舌苔泛黄等，都是产生毒素的征兆，严重的则可能导致发炎症状与癌症的产生。

其实，中医在排毒过程中最常用的方式，是让毒素与火气从"二便"，即大便与小便中排出。而这些体内的"代谢物"或"毒物"，究竟是指哪些物质呢？以排便为例，食物中所含的脂肪与蛋白质，可吸收作为身体能量来源，而残留的废弃物"含氮废物""硫化物"等物质若未排出体外，便会停留于大肠。

以下是容易堆积或产生于大肠内，对人体有危害的物质：

氨（ammonia）：会损害脑的新陈代谢能力，导致肝昏迷。

甲基吲哚（skatole）：毒性作用，包含循环下降和中枢神经系统功能紊乱，易引起口臭。

腐氨（putrescine）和尸氨（cadaverine）：导致血压过低。

硫化氢（hydrogen sulfide）：会引起神经循环系统的肌无力症。

苯酚（phenol）：对胃道黏膜与肝、肾细胞造成损害。

产气荚膜梭状芽孢杆菌肠毒素（Clostridium perfringens enterotoxin）：产生剧毒的肠毒素。

美国自然医学医师 Linda Page 博士曾指出，由于现代人大多处于有毒环境中，因此进行身体的排毒相当有必要。而日本知名的医学博士——阿部博幸医师的观点也与中医医理不谋而合，他认为体内的废气与宿便都是人体内一定要清除的 12 种毒素之一。看到这里，有没有发现自己的便味和屁味之所以总是臭气冲天，可能就是因为体内已经囤积太多"毒素"了呢？

何谓西医的"抗自由基"？

化学中，自由基是原子、分子或离子与一个或多个不成对的电子结合，且是以开放式结构呈现。不成对的电子活性大多非常高，具有强烈氧化能力与不稳定性，也是自由基喜爱在化学反应中处处掺一脚的原因。

现代人一听到自由基便如临大敌，恨不得把体内的自由基一个不留地清除干净。其实，自由基也是有优点的喔！自由基存在的好处，即是能够帮助人体免疫系统抵抗外来的病菌和细菌，并促进新陈代谢，但要是累积了过多的自由基，就会破坏体内的分子结构，进而产生病变。至于自由基为何会从"正派"角色转变为"反派"角色，其实与现代人的饮食与生活作息息息相关。时至今日，我们很难再依循古人"日出而作，日落而息"的生活模式，熬夜、加班、压力、生活步调快速……皆会使身体产生过多自由基，只得提前面临老化，目送一去不返的青春容颜。

自由基到底会对身体产生哪些伤害呢？就像我们前面所提到的，排便不顺会使大肠中的有毒物质增加，不仅危害肠胃系统的健康，产生自由基，随血液流窜的有毒物质，甚至会造成全身皆被自由基所侵害。近年来，分析台湾人主要死亡原因后发现，许多健康问题皆与自由基氧化反应有极大关联。根据 2013 年"行政院"卫生福利部统计资料，台湾人口十大死因中，因自由基氧化对身体侵害所产生的致命疾病，即包括了常见的恶性肿瘤、心脏疾病、脑血管疾病、糖尿病、慢性肝病与肝硬化、肾炎（包括肾病症候群及肾病变）等。因此，清除过多的自由基就等于在帮助体内进行排毒与净化，对此，中西医的理念也不谋而合。

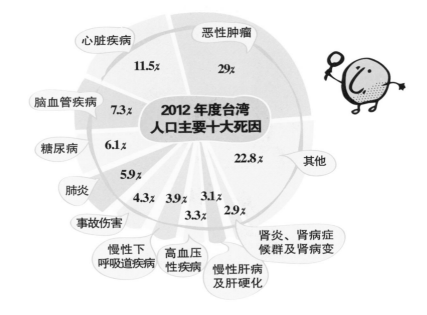

正常稳定状态

自由基氧化反应

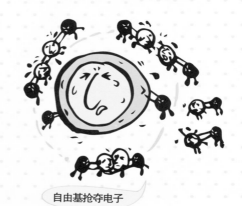

自由基抢夺电子

拒当盲健客 健康要有酵

酵素，让身体变得更干净

常有许多人问我："为什么酵素排毒是最健康的排毒方式？"在这里与各位分享我的理念：

∨ 酵素是身体必需且原先就存在于体内的物质，利用酵素排毒，是最天然且健康的方式。

∨ 酵素排毒不会造成其他脏器的负荷，坊间许多排毒法虽然可将体内毒素排掉，却会在无形中增加肝脏或肾脏等器官的负担，甚至造成伤害。

∨ 酵素排毒后，可促使体内酸碱值恢复正常，进而达到调整体质、保持健康的目的。

除此之外，酵素排毒还有哪些优点呢？

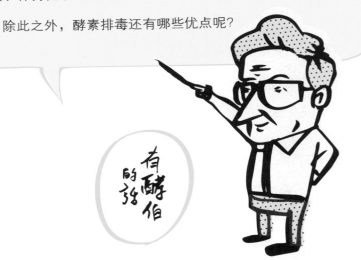

有酵的强伯

酵素排毒的优点

体内酵素可以帮助身体机能运作，从体外获得的酵素，除了可帮助消化吸收，也可使身体变得更干净。原因是酵素有平衡血液酸碱、净化血液等作用。

天然蔬果所含的酵素与酵素食品对人体的好处，简述如下。

✓ 有助分解、代谢

这是酵素最重要的功能之一，可以帮助组织分解、代谢掉细菌与病毒等废弃物，使身体恢复正常状态，亦可促进消化、帮助吸收。根据临床实验报告统计，服用酵素前后的尿酸、乳酸、尿素氮、氨等，皆得到明显的下降与改善。

尿酸的产生是因蛋白质（氨基酸）缺氧所形成，尿酸过高会造成关节疼痛，甚至痛风，禁食高嘌呤食物（如豆类、肉类等制品）并非减少尿酸的唯一方法，如果体内有充足酵素，便可加强氧气与二氧化碳的新陈代谢，减少尿酸的形成。

✓ 维持血液的弱碱性

酵素可以维持血液的弱碱性，去除体内酸性代谢物，保持肠内细菌均衡，强化细胞功能与促进消化代谢，加强人体对病原菌的抵抗力。

正常人的血液呈弱碱性（pH7.35 ~ 7.45），当酒精进入人体，会使血液渐呈偏酸性，酵素则有还原弱碱性的作用。但当酒精的酸性化速度快于酵素的解酒速度时，就会呈现酒醉与宿醉的现象。此时就必须从体外补充酵素，才能抗衡酒精，改善酒醉情况。若大量酒精下肚，会使生产酵素的消化器官也无法正常运作，酵素产生不足，则会导致神经麻痹、手脚不听指挥。

男女不孕症的原因有很多种，原因之一就出在酸性体质。男性的精液一般呈微碱性，若是呈酸性就会抑制精子活动，造成不孕；而女性的体质若长时间呈酸性，则会影响胎儿的正常发育，甚至导致胎儿畸形，因母体酸性过强，使体内酵素难以活动，在胎儿发育脑细胞时可能受到部分影响。此外，女性体质若为酸性，则易使母体内产生精子抗体而造成不孕症，亦可能影响骨盘发育，造成难产或不孕。

抗炎症

所谓炎症是指组织细胞局部受损、感染病原菌后引起的发炎。事实上，酵素并没有消炎、治疗的能力，但它能运送大量白血球，给予组织细胞治疗伤口的能量。不论是何种疾病，最基本的治疗乃是依靠人体的自然治愈力，即使是特效药、消炎药，充其量也只能消灭病原菌，无法新生细胞、根本提升身体免疫力。

净化血液

酵素能分解、排泄血液中的废物与炎症所产生的毒素，避免造成因血液循环不良而引起的腰酸背痛、肩颈僵硬、倦怠无力、头重脚轻与食欲不振等不适症状。就像前面提过的，酵素能使血液保持微碱性，加速血液中二氧化碳的排出，避免红血球堆积或血小板聚集，形成血栓。

增强免疫

食物酵素除了能促进白血球的吞噬作用，亦能强化细胞原有功能。因此，若能补充酵素食品或生鲜蔬果，其所含的营养物质与酵素成分便可提高身体免疫力，因免疫力不足所罹患的感冒、气喘、异位性皮肤炎与风湿痛等疾病，将可获得明显改善。

修复细胞

酵素能促进细胞新陈代谢，除了增强体能，亦可让受伤细胞新生。酵素是利用全身作用复活细胞，进而治愈疾病，与药品压抑痛楚与症状的"非根治方式"截然不同。

分解食物中的营养素

生鲜蔬果中的酵素或酵素食品，若是搭配三餐食用，可充分帮助消化系统运作，并减少胆、肝与胰脏在食物消化过程中的工作压力。

消耗体内脂肪

许多朋友的困扰——体重过重，是因为新陈代谢失衡所造成。当人体可以提高新陈代谢，让肠胃蠕动回归正常或充分消化，不让吃下肚的食物全数转化为脂肪，才是瘦身的根本之道。因此，想要维持长久的健康体态，应先消除对于"体重数字"的关注，改以消耗体内脂肪为优先考量。

提振精神

我们的身体是利用肝脏里的"葡萄糖"去提供"下视丘"所需的能量，下视丘是专门掌管体内内分泌系统、其他机能运作与情绪平衡的神经中枢。可供人体运用的葡萄糖是从肝脏内贮存的蛋白质转化而来，植物蔬果中所含的酵素可以帮助肝脏将蛋白质转化为葡萄糖；而将营养素运送至全身每个角落的过程中，亦需要酵素的帮忙。如果因为缺乏酵素，导致运送过程不顺，人就会开始出现疲劳、思绪不清的状况。

✔ 促进肌肤健康

适当补充酵素食品或生鲜蔬果，可以帮助我们的肌肤保持青春健康的样貌。根据美国奥勒冈州的安伯·亚克森医师（Amber Ackerson）与安东尼·基巧克（Anthony Cichoke）的研究结果发现，食物酵素可以借由提升血液供给来抵抗皮肤老化，甚至带给皮肤营养素，以便代谢与清除皮肤所产生的废弃物，包括老化角质等，使肤质看起来更明亮、健康。

✔ 缓解运动伤害

安东尼·基巧克医师在研究中更发现，包括美式足球、冰上曲棍球、空手道、游泳、跑步等运动员在受伤时，通常都会服用阿斯匹灵或非类固醇的抗发炎药，但酵素食品却能代替这些药物，来减轻受伤部位水肿、发炎与留下疤痕的情形。最重要的是，它可以裂解、移除血液及淋巴系统中的纤维蛋白，因为纤维蛋白具有凝血功能，会延长发炎时间。基巧克医师指出，可以减缓运动伤害的酵素包括：蛋白质分解酵素、木瓜酵素与凤梨酵素等。酵素可发挥的功能亦可运用于胃发炎与胃溃疡，以减轻发炎状况。

毒素会导致的病变

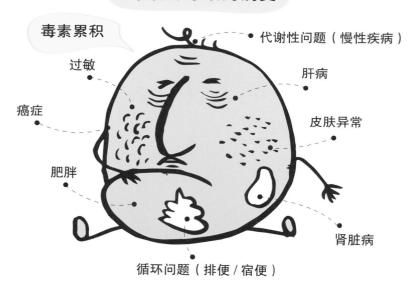

毒素累积

代谢性问题（慢性疾病）

肝病

过敏

皮肤异常

癌症

肥胖

肾脏病

循环问题（排便 / 宿便）

拒当盲健客　健康要有酵

你出现好转反应了吗?

好转反应又称"瞑眩反应","瞑眩"一词源于《书经说命篇上》:"若药弗瞑眩,厥疾弗疗",意指服药后若不发生"瞑眩反应",就无法达到根本治疗疾病的作用,疾病也不会痊愈。也就是说,为了促进身体本能的自愈能力,"瞑眩反应"是必经的过程。

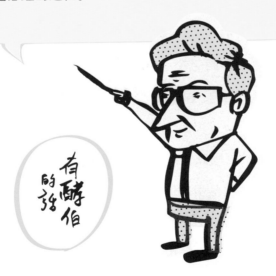

有酵的伯

出现"瞑眩反应"，是好是坏？

通常平日饮食营养较不均衡的人，在吃了营养保健品后就可能出现口渴或精神旺盛等状况，因为细胞突然接受到较平时更多的营养，所以开始加快机能运作与新陈代谢的速度。经过笔者多年观察发现，现代人因忙于工作、生活压力大，身体已出现许多信号却浑然未觉，以腹部胀气来说，除非是胀到很大且出现疼痛感，否则都会被忽视，此时如果食用发酵液或酵素食品，就有可能产生大量排气的状况。这类"瞑眩反应"通常显现于服用中药或保健食品之后，西药较不会出现此类情况。而有一点必须强调的是，"瞑眩反应"与西方医学所认知的西药"副作用"是完全不一样的生理反应过程。

中医认为的"瞑眩反应"，是指患者在服用处方后产生正面效果的证明，也就是引发原有病灶以彻底根治的疗愈过程。举个实例，有一位饱受"面子问题"所苦的女患者，除了脸上长期布满痘痘，排便也不顺，喝很多水仍无法止渴。之后在接受中药调理的过程中，"万痘齐发"的情况更加严重，但排便却变顺畅，

拒当盲健客　健康要有酵

且排出来的粪便又黑又臭，一天可如厕 2~3 次，口干舌燥的状况经调理后也获得缓解，脸上红肿的烂痘、硬痘等逐渐消退，连痘疤也慢慢淡化，经中医师解释，才知道女患者是因常期火气大、排便不顺而在体内累积了不少毒素，因此在排毒过程中才会经历"万痘齐发"的转换期，最重要的是：必须以"治本"而非"治标"的心态来面对健康问题，才能持续用对的方法，从根本改善症状。

另外再分享一个案例，一位被诊断出患有血瘀的患者，医师以"活血化瘀法"为其治疗舌头瘀斑症状，但想不到竟然引发患者膝关节部位韧带旧伤的疼痛，状况持续了半个多月后，便康复如初，原来旧伤疼痛是因该部位仍有瘀伤未除，在一并疗愈的过程中所产生的好转现象。

除了中医案例，食用保健食品也有好转反应发生的可能。在此强调，好转反应并非在每个人身上都会发生，也有不少人在服用中药或保健食品后并没有任何特别的感觉。保健食品所产生的好转反应有许多种，就算是吃同样的产品，每个人产生的后续状况也不尽相同，大致上会出现的好转反应有：口渴、大小便次数变多、精神提振、变得更疲劳后恢复体力、肚胀气或易排气等情形。至于瞑眩反应的时间，则会因个人体质不同而异，从几天到半个月皆有可能。基本上，酵素好转反应的发生几率较低、程度也较轻微，一般来说，体质越虚弱，症状越明显；长期熬夜或饮食不正常的人，较有可能出现好转反应，且持续时间也可能较久，若这些与平日感觉不同的反应出现，先暂时减少使用量即可。

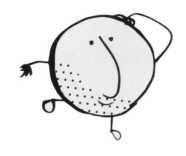

排毒做确实，健康又踏实

　　排毒是否做得确实，对我们的健康具有极大影响，因而成为当代最重要的保健课题之一。为了成为更健康的自己，我们应该学习以正确的方式排毒，并将之作为一种良好习惯，持续进行。毒素的累积绝非一夕造成，同样也难以"立竿见影"的方式速求成效，因此在排毒过程中，让身体得到充分的休息与调养，使精神愉悦、恢复体能，才是最真实、踏实的养生学。

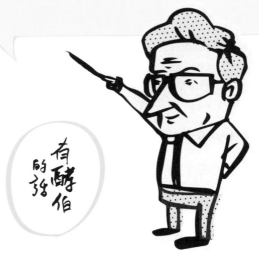

排毒反应就是好转反应

上个章节所提到的女孩抗痘案例，除了是"好转反应"，也是一种典型的"排毒反应"。当毒素促使身体发出警示，也就表示我们体内的代谢已出现塞车的情形。

如果身体经过排毒后出现以下状况，那就表示您的健康又升级了！

精神与体能变好，思路变得清晰，注意力较以前集中。

口臭状况大幅改善。

腰围减少、体态更加轻盈。

放屁与胀气状况改善。

情绪较稳定。

血液值不再偏酸。

当您排除体内毒素，健康状况提升，身体原本的自然防卫系统便不会再处于紧绷状态，平衡机制恢复，各器官也将正常运作。"预防胜于治疗"，疾病是可以预防的，在工作繁忙之余，多注意身体状况变化与均衡饮食分配，是最基本的保健方式。生命就如一栋房子，而健康就是我们看不见的地基，无论外观如何华丽，唯有具备稳固、坚强的基础，才能让建筑历久而不衰。因此，想为自己与家人打下稳固的生命基石，就从建立良好的生活习惯开始。

根据不同体质可能出现的好转反应

身体症状	反应现象
呈酸性体质者	身体疲乏、记忆力减退、腰酸腿痛、四肢无力、头昏、耳鸣、失眠、皮肤缺少光泽
肠胃不健康者	肠胃绞痛、出冷汗、腹泻、便秘、胀气、易放屁、呕吐
肝脏不健康者	昏睡、失眠、皮肤发痒、腹部疼痛、呕吐
肾脏不健康者	腰部疼痛、水肿、疲劳、排尿量增加、血压增高、精神不振
心脏不健康者	脸发白、出冷汗、心跳加速、胸闷、心绞痛、肩背疼痛、昏眩、血压下降
呼吸道及肺部不健康者	胸闷、呼吸急促、咳嗽、有痰
过敏体质或化学药品摄取过多者	出现荨麻疹、皮肤痒、腹泻、腹痛、发烧、血压变化、排泄物增加
糖尿病患者	口渴、皮肤发痒、身体有轻微浮肿、血糖会忽然升高
高血压患者	头痛、昏眩、失眠、肩膀酸痛、心跳加速、血压突然升高
贫血患者	脸发白、出冷汗、昏眩、四肢疼痛、轻微鼻血（女性）
鼻病患者	鼻涕变黄变浓
眼病患者	流眼屎、眼睛干涩、流眼泪、视力模糊、眼中有血丝
痔疮患者	会突然出现出血现象
妇女病患者	分泌物增加、带一点血丝或血块、经期混乱（食用当月两次或不来）
风湿病患者	身体僵硬、关节疼痛、肿胀、疲劳、发烧

拒当盲健客　健康要有酵

第四章

解开健康结的方法——发酵力

神奇的发酵力

　　酵素养生是近年相当流行的话题。我在研究酵素产品的初期，国内还尚未具备发展生物科技研究的基础，遂将触角向国外领域延伸，发现德国人在很早以前就拥有利用微生物制造粮食的技术，给我相当大的启发，做足相关研究后更深入了解，原来微生物本身的结构物质也是人类的营养来源之一，且能提供人体细胞必需的营养素！于是，我以"利用微生物结构物质来补足人体细胞"这样的概念为起点，从此踏上钻研酵素营养学之路。

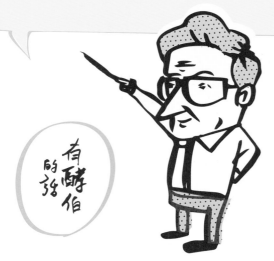

拒当盲健客　健康要有酵

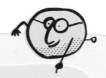

源自古老智慧的健康秘方

　　自古以来，中国的陇、陕、蜀地区及南方民族，会利用自耕作物酿制一缸缸带有特殊气味的"酸浆"，一代接一代传承至今，成为一些生活于偏远地方、缺乏医疗资源的居民用来提升免疫力与医治杂症的日常饮品。

　　根据史书记载，明末清初于河南地区曾发生导致上万人死亡的大瘟疫，当时一位道长，将苦瓜、野草等植物塞入瓮内，发酵出一种神秘黑色液体让民众饮用，帮助整个县城逃过了瘟疫的侵袭。其实，除了明代医圣李时珍曾将"酸汤"特别纳入《本草纲目》，就连中国四大名著之一《红楼梦》中，亦有描写书中人物饮用"酸汤"来调理身体不适的情节。这种需要长时间发酵的深色酸味液体，在现代常被称为"酵素"，其正确的名称应为"酵素食品"或是"发酵液"。

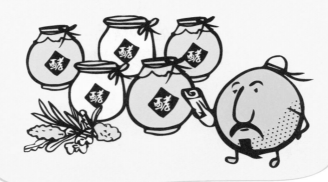

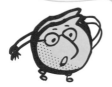

排毒反应就是好转反应

　　不论是酿制酒、醋或是制作味噌、酵素食品、酱油等，都需要使用发酵技术。而其中又以制作酵素食品所需的技术最为复杂，从原料选用、配比、发酵时间、温度、调配方式，甚至菌种选择与投菌时间点等，每个步骤都需经过精准研究，才能获得品质及功效俱佳的酵素食品。而酵素食品多是选用数十种乃至数百种蔬菜、水果，经萃取、发酵、混合、静置、纯化等过程，至少需时一年以上才得以酿造而成。不仅拥有特别细小的分子，有助活化人体细胞与器官机能，并促进新陈代谢，且酵素食品所含的营养成分，较未发酵前的营养丰富许多，可说是细胞的"黄金营养餐"，更是现代人全方位滋养的保健首选。

启动发酵力的要素——菌株

✓ 微生物开启人类营养新局

人体细胞所需的营养源，除了一般广为人知的六大类营养素外，其实还包括对人体有益的微生物。时至今日，仍有许多人认为我们的营养来源仅限于食物，而不知原来有益的微生物也是人类非常重要的营养来源之一。地球上最早的生物起源于单细胞生物，经过三四十亿年的演化，形成现今各种多细胞的动植物。换言之，地球上所有生物的细胞结构体都有相似之处。一般人都以为经由有益菌发酵后的食物，只能单纯提供肠道益菌，其实这只是微生物较明显的一小部分功效，因为菌体本身为一种蛋白质，也是人体优质氨基酸的来源。

发酵过程中所含的菌种与菌数越多，发酵后食品能产生的营养也就越丰富，这是因为原料中的大分子经菌分解成小分子，能提供许多必需氨基酸和维生素等对人体有益的营养。而这些微生物经过消化道供人体吸收利用，留存在体内的菌体亦能成为肠道有益菌的一部分。要使这些有益微生物成为营养来源，需要通过菌种的大量繁殖、充分发酵，让菌数达到被人体运用的基本门槛，而现在我们所食用的发酵食物或酵素食品，就能充分符合人体需求。

由于人类对环境的过度开发，粮食短缺已被列为先进国家近年积极讨论的事项，替代粮食的开发逐渐被重视，"微生物发酵工程"即成为这项世纪难题的解答之一。以目前发酵产业的发展而言，只要利用糖为原料，再植入微生物，就可以合成人体所需的各式营养素，可说具有不容小觑的经济与环保效益。

✓ 与人类息息相关的微生物

微生物与人类生活是无法分割的。以最基本的食物而言，如酱油、醋、味精、酒、优酪乳、乳酪等食物，在制造过程中都需要微生物的参与；而工业制品如皮革、纺织、石化工业，以及药品如抗生素、疫苗、维生素、生态农药等，生活中许多物品都需依赖微生物制造，而且矿产探测、开采及水净化、废物处理等过程也广泛用到微生物。此外，微生物对地球气候的变化也扮演着相当重要的角色，许多微生物直接参与了温室气体的排放及吸收，有成为未来生物燃料的潜力。因此若没有微生物，人类当前的日常生活也将难以延续。

✔ 与人体健康密不可分的微生物

微生物与人体的健康有着密切关联，多数微生物对人体无害，像是在人体的皮肤外和肠道内都可以找到许多对人体有益的菌群。存在于人体外表的有益微生物，能产生天然的抗生素，保护并抑制外来有害菌的生长；而存在于体内者，则具有协助代谢的作用，或由菌体本身制造出维生素、氨基酸等营养物质，可说对人体有极大帮助。相反的，若菌群失调就会危害人体健康，如二次世界大战后人类对于抗生素的滥用，导致感染发生或营养缺失等情况。更可怕的是，许多危害人类、动物、植物的疾病也是由微生物造成的，也就是所谓的病原菌，如结核分枝杆菌可导致结核病、由志贺氏菌与痢疾杆菌等会引起痢疾，及近几年来令人闻之色变，会造成急性呼吸道症候群的新型流感病毒，等等。

当代发酵产业的发展

✓ 用于食品工业

发酵技术最广为人知的就是用于面包，在淀粉中加入酵母菌使其分解，同时释放出二氧化碳。此外，酿酒过程中使糖类分解成酒精、制茶过程中将茶多酚氧化为红色物质制成红茶，其他如制作乳酪、豆腐乳等，皆需经历发酵过程。

✓ 用于制药工业

现代发酵工程是借由生物反应器——发酵槽，来进行如胰岛素、干扰素、生长激素、抗生素和疫苗等多种医疗保健药物的开发，及天然杀虫剂、细菌肥料、微生物除草剂等农用物质的生产。

✓ 用于保健食品业

可利用植物细胞发酵，生产高价值保健产品，如灵芝、樟芝发酵等产品。

✓ 用于化学工业

多应用于生产氨基酸、香料、生物高分子、酶、维生素与单细胞蛋白等。

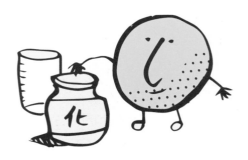

发酵力：提升食物营养价值

　　食物发酵前与发酵后究竟有什么差异呢？举例来说，对人体很好的大豆，所含的植物性蛋白质与膳食纤维是大豆本身的营养成分，但若将大豆植入微生物（通常为米曲菌，Aspergillusoryzae）再经过发酵后，就能产生出豆豉、味噌等食物，这些产品能提供给我们的营养价值就比大豆高出许多。而我们都不陌生的纳豆，也是发酵后更营养的好例子，它原本只是日本常见的传统发酵食品，因近年被发现具有抗菌、预防动脉硬化等功用，所以成为广受欢迎的健康食品。纳豆是由黄豆经纳豆菌发酵制成，具有黏性，不仅保有黄豆的营养价值，发酵过程中所产生的多种生理活性物质，如纳豆激酶，更具有溶解血栓、净化血液的作用，能够抗癌、预防动脉硬化及心肌梗塞等。

　　近年生物科技产业日益蓬勃，主要原因正是由于通过微生物发酵作用后所获得的产品，不仅保留了原有的营养，更因经过发酵程序而产出更丰富的营养精华，食物的营养价值从此获得提升，是不是相当"科学"又"神奇"呢？

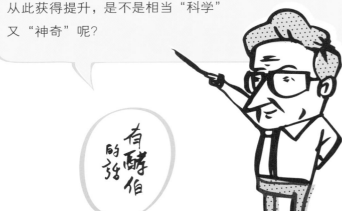

将原料中的大分子转化为小分子

天然食材中含有非常丰富的营养素，但常因我们的饮食习惯不佳、体内消化酵素不足等因素，使食物中的营养无法完全被吸收。借由微生物发酵处理，可以将大分子营养素转化为小分子，有效提升人体的吸收利用率。

✓ 长时间多阶段多株菌种共生发酵法

为了将原料中的大分子营养素转化为小分子，需要采用多株微生物共生的发酵技术，即分别植入酵母菌、乳酸菌及醋酸菌三大有益菌于原料中发酵，通过长时间的微生物代谢机制，将天然原料转化为分子更微小的液体型态，让人体更易吸收、利用，以供应体内深层细胞所需。

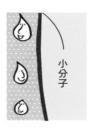

发酵过程需层层把关，严格遏止腐败菌滋长，才能确实转化为人体所需营养素，全方位补充细胞所需能量，给予我们更加活力充沛的身体。

　　至于为何一定要经过长时间的发酵呢？因为发酵时间的长短，会直接影响酵素食品的风味、口感，以及原料转化为营养精华的完整性。至少需经历一年半以上的发酵期门槛，乃是经历30余年研究所得，笔者与研究团队发现：经过一年半发酵期所得到的产品，其风味与口感最佳，是未经加料、调味，最原始且天然的口感。

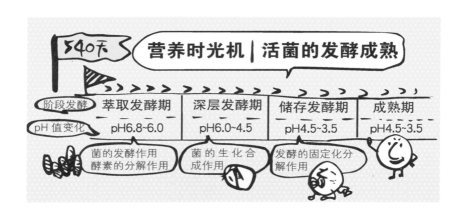

拒当盲健客　健康要有酵

三大菌种于发酵期间的作用

为了精萃出对人体最有效的成分，制出最为营养、风味醇厚且口感香浓的酵素食品，必须严密控制发酵过程中所选用的菌种、投菌数量与投菌时机点等因素，以确保对人体最有益的物质，能够在发酵过程中确实被转化出来。

经过 30 年的研制与改良，笔者与研究团队发现，植入三大优质菌种经发酵程序后所产出的酵素食品，最符合人体的高度营养需求。

✓ 酵母菌

酵母菌属于单细胞真核生物，具有高强度的发酵能力，常用

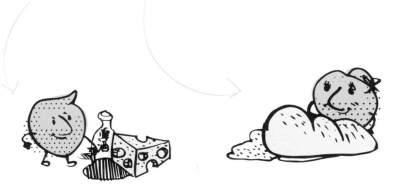

于面包、酒类或是一般发酵程序中，具有将大分子转化为小分子的作用，亦能在发酵过程中将糖类转化为二氧化碳和乙醇来获得能量。

✓ 乳酸菌

乳酸菌为存在于人体内的益生菌，可在优酪乳、乳酪、啤酒、葡萄酒、泡菜、腌渍食品与其他发酵食品的制作过程中，将碳水化合物发酵成乳酸。食用后，能增加体内益菌数并维持肠道的酸性健康环境，此外也能够帮助消化，有助肠道健康，被视为对人体有益且须长期补充的健康食品。

✓ 醋酸菌

醋酸菌最主要的作用，是在发酵后期将乙醇转化为乙酸，而乙酸也是发酵产品产生香醇风味与发酵味的来源。

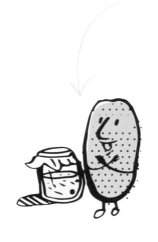

微生物发酵后，好处更多！

蔬果原料经长期发酵后，可获得比发酵前更多的好处，所以越来越多生技公司开始投入发酵产业，希望能与更多人分享微生物发酵的奥妙所在。这也是让笔者起心动念，决定完成此书的原因，希望通过深入的解释，让读者朋友们能够清楚了解发酵产业与酵素食品对你我健康的深远意义。

✓ 普通食物，为什么发酵后更厉害？

经长时间发酵作用，可将天然蔬果等原料中的营养素分解为小分子状态，使人体更易吸收利用。

发酵后食品含有益生菌，可增加体内有益菌；菌体本身也是人体摄取蛋白质的优质来源之一。

可一次补充多种蔬果原料所含之营养素，避免因偏食习惯所造成的营养失衡。

天然蔬果发酵食品含有特殊、醇厚的天然风味，大众接受度更高。

可长期保存，不易腐败。

请细胞吃顿大餐吧!
天赋异禀的小分子营养

在科技与医学如此发达的今天，人类罹患疾病的比例及发病的年龄却愈来愈年轻，为此也引发了我习惯深入观察事物的好奇心。人体是由种类高达 200 多种、数量高达 60 兆个的细胞所组成，每个细胞的营养需求大不同。早期人们也有使用保健食品来补充身体能量的习惯，如维生素、矿物质等，但奇怪的是，人们生病的比例却并未因使用了这些补充品而降低，这是因为人体是一个有机的综合体，光是补充基本营养素仅能提供一般人每日基础所需，无法使人体得到完整且全面性的营养，更无法帮助身体恢复正常机能。所以，现在开始别吝啬，充分摄取完整营养，请掌控健康大局的细胞朋友们多吃几顿大餐吧!

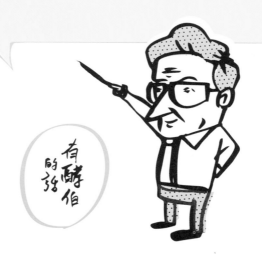

有酵伯的话

先清后补：酵素为人体打造的黄金营养公式

前面提到，酵素研究领域的先驱——豪威尔博士，早在1985年就提出"酵素有多少，生命就有多少"的理论，正因豪威尔博士发现，将各种蔬果植物通过复合微生物发酵技术后，能菌取出人体需要的各类植物营养素及小分子微量稀有元素。唯有经过发酵程序后，同时产出的七大特殊成分，可以通过"先代谢后修补"，也就是"先清后补"的方式增强体质，让身体恢复到最原始的健康状态，这是完整补充细胞营养、让身体确实获得健康的关键。经发酵过程后，产出的七大黄金特殊成分包括：

✓ 微生物的二次代谢产物

微生物代谢是指微生物内发生的全部生化反应。微生物在代谢过程中会产生多种代谢产物，根据代谢出来的产物与繁殖关系，可分为"初级代谢产物"和"次级代谢产物"两种。

"初级代谢产物"是指微生物通过代谢活动，产出自身生长及繁殖所需的物质，如氨基酸、核苷酸、多糖类、维生素等。而"次级代谢产物"则是指微生物生长到一定阶段才会产生的物质，其化学结构十分复杂，且对该微生物无明显生理功能（如生长或繁殖），但在近代慢慢被发现其对人体具有特殊生理作用，如抗生素、酵素、激素、色素等。不同种类的微生物所产生的次级代谢产物皆不同，它们可能累积在细胞内，也可能被排到外界环境中。微生物的代谢和调节，主要有"酵素合成调节"与"酵素活性调节"两种方式，举例来说，纳豆经由微生物发酵作用后，可以产生对人体有益的纳豆激酶，这就是微生物代谢产物的作用。

✓ 酵素

酵素又称为"酶"，存在于所有活体细胞内，主要为体内各种生化反应的催化剂，用以启动细胞活力，展现种种生命现象。一种酵素通常只具有一种功能，具有单一性的各种酵素在人体内各司其职，共同维持生理机能的正常运作。以消化作用为例，我们吃进肚子里的米饭，若缺乏酵素将其分解为人体可以利用的最小单位——葡萄糖，人体就无法利用。酵素也具有消炎、抗菌、分解、还原、再生等作用，可谓是延续生命不可缺少的动能，

拒当盲健客　健康要有酵

此外也含有能提高人体抗氧化能力的 SOD-Like（类超氧歧化酵素），是体内可以自行合成的抗氧化物质之一，在某些食物内也可以摄取到（如山药）。当体内产生自由基时，SOD 酵素就会将自由基分解成过氧化氢和氧，降低自由基毒性。但当体内 SOD 酵素的含量不足时，则无法将自由基进行分解，此时自由基会和离子结合，变得更加强大，对健康造成的危害就会增加，如加速老化与癌症等。

✓ 核苷酸

生物体内的核酸有两种，分别是：

去氧核糖核酸（deoxyribonucleic acid，DNA）：是构成染色体的主要成分，也是人体的遗传密码。

核糖核酸（ribonucleic acid，RNA）：是构成某些胞器，如核糖体或酵素的主要成分。

简而言之，核苷酸就是构成 DNA 及 RNA 的小分子。而核酸本身可由肝脏制造，于体内自行合成，或通过食物中的核酸进行辅助合成。但随年龄增长，体内合成的功能会衰退，此时就必须通过食物来补给。而酵素食品的成分中，含有大豆、豌豆、芦荟、绿豆、香菇、木耳、螺旋藻、小扁豆等核苷酸含量丰富的食材，

减缓癌细胞扩散

癌细胞主要是以体内合成的核酸为营养素，所以摄取核酸就会减少癌细胞所需的营养，让癌细胞的扩散速度减慢。

延缓人体老化

摄取足够的核酸可以延缓人体的衰老。

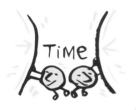

核酸对人体的重要性

核酸本来就是须在体内保持一定量的物质，
当从食物摄取的核酸增加时，
辅助合成会增加，体内合成就会减少。

促进新陈代谢

摄取足够的核酸可以促进体内新陈代谢。

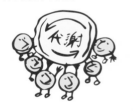

有助于养颜美容

摄取足够的核酸可以保持皮肤弹性。

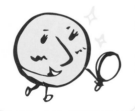

拒当盲健客　健康要有酵

借由补充酵素食品来获得额外的核苷酸，即能减少体内合成的工作量，有助于维持健康。

✓ 维生素

现代人身处充满压力及污染的生活环境，导致身体受到疾病威胁侵害，借由补充维生素来补充不足的营养，可说是国人最早建立起的保健概念。维生素对人体的功效虽不如糖类、蛋白质、脂肪等营养素可直接供给生命能量或具有制造肌肉与血液的功能，但维生素在人体所扮演的角色，却能协助前述的三大营养素在人体中产生各种生化反应，具有辅助代谢、消化等生物反应的作用，让体内器官得以正常运作。换言之，维生素就如同人体内的桥梁，是相当重要的健康催化剂，也是合成新陈代谢酵素所不能缺少的前驱物质之一。现代人因为经常外食，容易摄取维生素不足，在无法每日补充足量蔬果的情况下，亦可借由补充酵素食品来获得完整且全面的维生素。

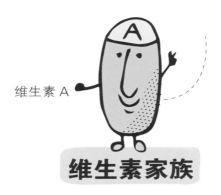

维生素 A

维生素家族

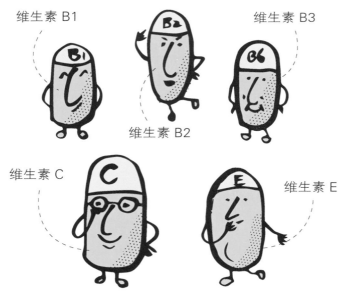

维生素 B1

维生素 B3

维生素 B2

维生素 C

维生素 E

拒当盲健客　健康要有酵

✓ 矿物质

维生素与矿物质的存在可说是唇齿相依，当体内缺少矿物质时，维生素将无法发挥作用，亦会导致人体产生疾病。目前人体所需的矿物质达 22 种之多，而矿物质对人体的重要性包括：帮助体内代谢、协助造血功能、维护神经功能、调节身体机能、制造人体所需酵素、调节及分泌荷尔蒙、帮助血液和骨骼组成、帮助能量的吸收与利用、维持体液与酸碱值平衡等，功效广泛，是维持生命所不能缺乏的重要营养素之一。如同维生素，矿物质亦

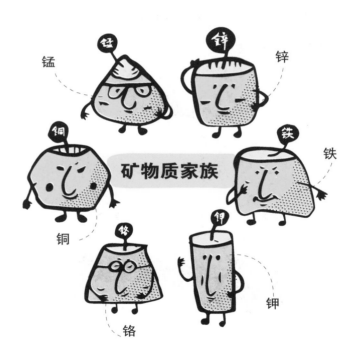

是体内新陈代谢酵素合成时所需要的前驱物质，而蔬果经微生物发酵后所产生的丰富矿物质，正可充分满足人体所需。

✓ 有机酸

有机酸可以加速有益物质在人体内的吸收及利用率，亦可调整体内酸碱平衡。现代人因为饮食习惯不良，容易造成酸性体质，而酸性体质又是导致各种疾病的主要原因之一，因此，通过酵素食品所含的有机酸，将有助平衡人体酸碱值。

✓ 本草汉方

冬虫夏草：由菌类寄生于虫体而形成，为流传久远的珍贵中药材，现代研究则发现冬虫夏草具有降血糖、调节生理机能等作用。

促进体内代谢：冬虫夏草能促进代谢、滋养补强，加强体内废物排除，具有强身健体、调节血糖等作用。

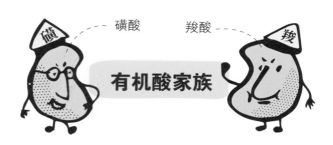

磺酸　　羧酸

有机酸家族

　　拒当盲健客　健康要有酵

提高免疫力：含虫草多糖体，即一种作用广泛的免疫调节剂。

健肺作用：虫草菌体可扩张支气管，具有祛痰止咳的作用。

抗老抗癌作用：含 SOD 酵素可发挥强效抗氧化作用，对慢性病及癌症防治具有不错的效果。

补气活氧：临床研究显示，冬虫夏草对改善成人及老人的疲态有显著效果，亦能提振精神及补充体力。

樟芝：含多种生理活性成分，如多糖体、三萜类、SOD 酵素、维生素、微量元素等，具有抗肿瘤、增加免疫力、抗病毒、抗过敏等功能。

保肝作用：樟芝能降低 GOT、GPT，具有解毒作用，可促进肝细胞再生。

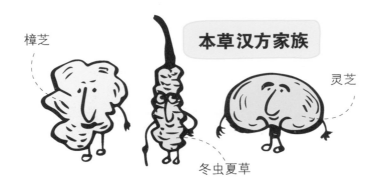

樟芝

本草汉方家族

灵芝

冬虫夏草

清除体内自由基：含 SOD 酵素，能发挥抗氧化及预防老化的作用。

对酒精的代谢：在酒精代谢时，可抑制抗氧化酵素升高，且可降低酒精所诱发的急性肝损伤。

免疫作用：樟芝可促进巨噬细胞活性，抑制淋巴细胞 DNA 的合成，提高人体免疫作用。

灵芝：含有许多水溶性蛋白质、氨基酸、多糖体及微量元素，具有滋补、健脑、益精气、扶正固本的作用，对于人体健康有极大帮助。

能强化肝脏、心脏，改善心血管循环，且具有降血压、降胆固醇与防止动脉硬化等功效。

能改善神经衰弱现象，可防治失眠，且具有镇定心神之作用。

具有抗菌及提升自体免疫力之作用。

　　人体每天所要完成的生化反应至少有 1 000 种以上，这些化学反应的进行都需要有酵素的参与。然而一种酵素只能负责一种作用，所以人体内的酵素高达五六千种，各司其职，共同执行体内的各种反应，以维持人体机能正常运作。酵素也是人体各种新陈代谢反应中最重要的媒介，体内若缺乏酵素，在身体机能无法正常运作的情况下，就会产生各种代谢障碍与疾病，如糖尿病、高血压、癌症等，终究连生命也难以维持。反之，若能正常、顺利地完成体内的各种反应，那么人体内的细胞就能充分进行新陈代谢，自然更加健康而长寿。因此，从细胞开始滋养、丰富体内酵素含量，就是 21 世纪健康公民最重要的课题。

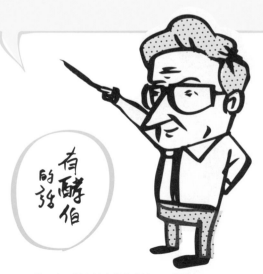

有酵的伯

"重装"人体系统，由内而外 refresh！

　　酵素除了可以促进细胞代谢，还具有修补受损细胞的作用。酵素有别于一般药物，它并非直接杀死病毒，而是提供细胞营养素，让受损细胞自我修补，让身体重获健康。由于酵素较像是扮演媒介角色，虽然无法立即见效，却可以让身体因为获得足够营养而恢复体力，借此进行全身性的调理，而非药物的单一作用。这就好比我们的电脑系统使用久了，难免会出现某些问题，此时若只针对单一程序进行删除或重新安装，问题并无法得到根本性的解决，此时唯有进行系统"重装"，才能让整个系统"refresh"再生。酵素的作用就如同将人体系统"重装"一般，增强体质，让身体恢复健康状态。

拒当盲健客　健康要有酵

酵素食品养生四阶段

借由生鲜蔬果或酵素食品，可以帮助调整体质，达到健康养生的目的。在预防医学当道的今日，由生鲜蔬果所发酵制成的酵素食品，在提升健康品质的任务中担当着极为重要的角色，酵素食品更是长期被重视养生学的日本人视为历久不衰的热门商品。

所谓的酵素食品，即是以科学化的原料配方及最新生物科技为基础，利用微生物共生菌取技术，逐步植入对人体有益的优质菌种，经过共生培养后，以短、中、后期独立批式完整发酵而产出的微生物结晶，不仅能迅速供给人体所需的营养，我们更可借由补充酵素达成完整四阶段的体质调理，即排毒、修补、酸碱平衡与增强体质。

✓ 第一阶段：净化 —— 排毒

胃肠小世界，健康大关键！人体的消化道内有 100 兆个细菌，包含有益菌及有害菌，有益菌能够调节人体生理机能，有害菌则会提高罹患疾病的概率。酵素食品中的有益菌能够帮助净化肠道，消除有害菌，排除体内毒素及代谢废物，达到净化全身的机能性。

✓ 第二阶段：矫正 —— 修补

细胞是构成我们身体的基本单位，也是生命的根源。细胞运作效率降低时，由细胞所构成的组织、器官及腺体的运作也会随之衰退，容易使生理系统功能失去平衡。而酵素食品中的活性成分能矫正细胞变异、修复细胞，使细胞恢复正常机能，维持运作效率。

✓ 第三阶段：营养 —— 酸碱平衡

酵素食品富含的多种营养群，除了能完整提供细胞所需营养，更能维持细胞经修复后的机能，满足细胞基本能量并加以强化，达到人体应有的稳定性与充分酸碱平衡。

✓ 第四阶段：功能 —— 体质恢复

酵素食品对生理机能的调节，被视为保健食品中高层次的功效，不仅能维持人体原有的健康状态，更能重新平衡身体失调现象，解除威胁健康的恶因，进而达到人体自我调节、延缓老化、不受疾病侵袭的目的，使正常的新陈代谢能持续进行，维持健康且均衡的好体质。

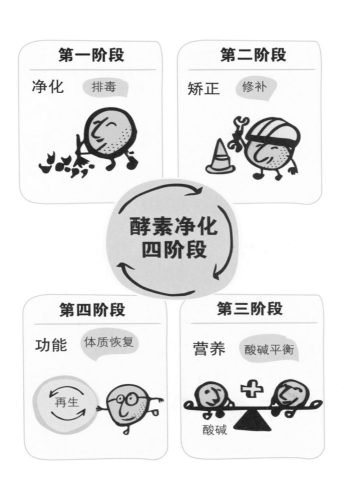

酵素食品为你带来的窈窕小秘密

低热量、
完整营养素均衡的饮食

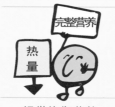

提供均衡营养

含上千种酵素前体
促进脂肪酵素的活性

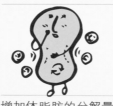

增加体脂肪的分解量

刺激细胞粒腺体

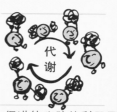

促进体脂肪的利用量

　　拒当盲健客　健康要有酵

如何选择优质的酵素食品？

目前市售的酵素食品约可分为三类：品质优良的酵素食品、基础酵素食品及化学混合物。

具有前瞻健康观念的人，懂得利用酵素食品来增进自身健康。使用酵素食品的目的在于获取菌体、丰富营养素、完整生物能量及消化酵素群，许多厂商因受限于知识、技术及认知不足，制造出许多品质参差不齐的产品，却皆以酵素食品之名上市。而一般消费者若缺少对酵素食品的认知，便无法分辨其优劣，保障自己与家人的健康。在此，我们将以科学原理分析市售酵素产品的优劣与真伪，让您在购买时有所依循，久而久之，您也能归纳出自己的选购方法，成为亲朋好友间的"酵素专家"！

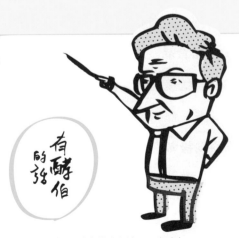

选择优良酵素应注意事项

市售的酵素食品品质参差不齐，所以如何选择优质的酵素食品，真正增进自己的健康，获取菌体丰富的营养呢？

选择优良酵素应注意的事项如下：

选择天然原料多的酵素食品，原料越多代表所含的营养成分越多、越广。

选择 540 天以上的完整发酵的酵素食品，才能繁殖出最高量且最具活性的有益菌，同时能将大分子营养完整分解为人体易于吸收的小分子物质。

植入菌种丰富的酵素食品，被视为效果好的主因，菌种越多的酵素食品功能性越强。

选择经营时间长、有信誉保证的公司，它们能够制造出高品质、高纯度的酵素食品。

✔ 第一类：品质优良的酵素食品

品质优良的酵素食品对人体具有最大功效。

基础植物原料极多： 严选 50 种以上蔬果，提供充足且全面的养分以培养有益菌。

有益菌种多：可提供充足且丰富的营养分子及特殊小分子。

发酵时间长：因需连续培殖不同菌种，因此发酵时间较长，要经历一年半以上，产品颜色呈深红褐色，口味香醇。

具有全面性的能量补充。

✓ 第二类：一般酵素食品

一般酵素食品长期食用是安全的，但功效不足。

基础植物原料少：一般都以数种，最多数十种的植物为原料，因基础养分不足，无法提供全面性营养。

单一菌种：受限于基础养分不足，不易培殖出多样菌种，因此能提供的营养素有限，尤其无特殊小分子构造，较难被人体吸收。

发酵时间短：一般约为数个月，但也有发酵一两周即上架贩卖的产品，产品呈淡黄色，入口有刺激感。

对消化作用的帮助并不完全，而对部分化合物、有害化学物质或残留农药的分解效果亦有限。

长期食用对健康无大害，但仅具有部分功能而无全方位作用。

第三类：化学混合物

此类食品对人体有害，不可长期食用。

其多以植物、五谷粉末或液体食物，掺入工业用或药用的单一种的蛋白分解酵素供人食用，无小分子生物能量及消化酵素群，仅含一种强性蛋白酶（一般都用胰凝乳蛋白酶）。食用后会瓦解蛋白质的结构，造成人体无法吸收，却会造成消化功能增强的假象，长期食用会破坏消化道的黏膜和细胞组织，不但对健康无益，严重的更可能造成伤害，因此纯化学（单一、二种）酵素绝对不可长期食用。

第五章

还你好体质！有酵断食生活提案

什么是"酵素食品断食"？

　　一般而言，很少有人能维持每日饮食都很正常，因此一段时期后，通常会因饮食不平衡，累积或多或少的毒素于身体内，长此以往，因不良饮食而累积的毒素就会越来越多，进而衍生各种病痛。为了排除因饮食不正常所造成的身体毒素，利用一段时间实行禁食固体、只摄取液体，在身体持续新陈代谢的情况下，将体内累积于脂肪中的脂溶性毒素，如农药、戴奥辛、多氯联苯等释放出来，避免中毒情况发生，这种方式就称为"断食排毒"。

　　断食的意义，即是利用身体停止增加毒素累积的时间，让身体持续通过"代谢"作用，将体内废物完全排除，也就是"把身体放空"，彻底大扫除。

　　通常只要通过正确的断食方法，就能有效率、安全且快速地燃烧废物，释放埋藏于体内深处的毒素，从根本净化身心。除了排毒，断食还能让身体各器官得以充分休息，让身心焕然一新，使血液循环通畅，并改善肠胃道的消化、吸收与排泄功能，还能增强大脑反应力、判断力、记忆力及身体的免疫能力，加速身体器官的恢复力。

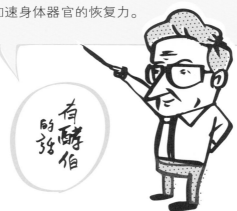

什么是酵素食品断食？

酵素食品断食法即是指断食期间皆以服用酵素食品代替一般食物，因酵素食品含有多种蔬果营养素，能提供人体维持基本运作能量，在不影响日常生活的情况下，以自然的方式促进人体机能改善。

虽然断食有其意义与好处，但合适的断食方式仍需小心选择。断食最怕用错方法，没有得到好处，反而对身体造成损伤。如断食期间若采用极低热量的饮食方式，就容易造成器官受损、免疫力降低及铜、钾、镁等元素不平衡，最严重将导致猝死。

酵素食品断食法采用的发酵液，是由数十种蔬果及本草汉方经过菌种长时间发酵而成的综合液体营养保健品，其小分子有机酸、核苷酸、维生素、矿物质、膳食纤维、酵素、菌的二次代谢物及热量等成分，都能让细胞在吸收后获得能量。采用酵素食品断食法不仅可以达到"清"的作用，也就是代谢与排毒、让细胞充分休息，还能达到"补"的效果，即通过酵素补充细胞活动所需的完整营养，同步进行修补与恢复活力，达到真正"先清后补"

的完整健康循环，让体质恢复、远离疾病，由内而外 refresh！

回归断食的目的，即是要在排毒的同时让器官充分休息，并借此建构出更健康的体质。于断食期间食用发酵液，除了可补充丰富营养素及热量，更可完整获得断食给予人体的好处以及发酵液为细胞带来的改善，而不会产生断食的不良反应。这可谓是彻底对身体这个杯子做了一番洗涤，并注入最纯粹干净的活水；切实完成断食计划后，一定能感觉到身体与心境上的不同。让我们一起大声说："健康！欢迎光临！"准备迎接更健康的自己吧！

拒当盲健客　健康要有酵

酵素食品断食排毒的优势

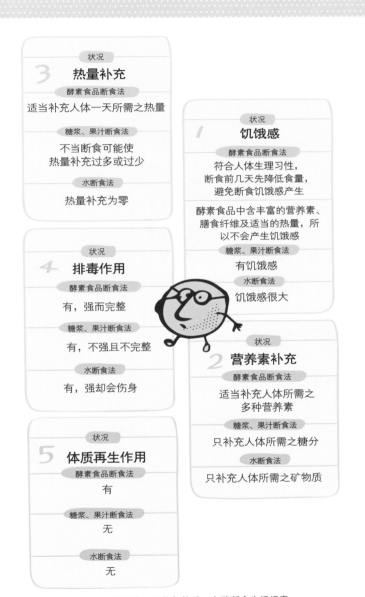

状况

3 **热量补充**

酵素食品断食法

适当补充人体一天所需之热量

糖浆、果汁断食法

不当断食可能使
热量补充过多或过少

水断食法

热量补充为零

状况

1 **饥饿感**

酵素食品断食法

符合人体生理习性，
断食前几天先降低食量，
避免断食饥饿感产生

酵素食品中含丰富的营养素、
膳食纤维及适当的热量，所
以不会产生饥饿感

糖浆、果汁断食法

有饥饿感

水断食法

饥饿感很大

状况

4 **排毒作用**

酵素食品断食法

有，强而完整

糖浆、果汁断食法

有，不强且不完整

水断食法

有，强却会伤身

状况

2 **营养素补充**

酵素食品断食法

适当补充人体所需之
多种营养素

糖浆、果汁断食法

只补充人体所需之糖分

水断食法

只补充人体所需之矿物质

状况

5 **体质再生作用**

酵素食品断食法

有

糖浆、果汁断食法

无

水断食法

无

8 执行力

酵素食品断食法

一般人在家就能进行，执行性与持续性高，效果相对显著

糖浆、果汁断食法

须有专业人士帮助，避免因饥饿而中途放弃

水断食法

须有专业人士帮助，避免产生强大不良反应，且易中途放弃，不易执行

状况

6 修补作用

酵素食品断食法

有

糖浆、果汁断食法

有

水断食法

无

状况

9 方法的完整性

酵素食品断食法

先于断食前几天，借由酵素食品的成分，减少身体代谢。断食前一天可逐渐减少食品量预备断食，但可持续食用酵素食品，避免受饥饿感影响。断食进行时，可充分排出体内毒素并改善体质，达到最佳的断食排毒效果

糖浆、果汁断食法

无

水断食法

无

状况

7 危险性

酵素食品断食法

完全没有危险性，是相当安全的断食法

糖浆、果汁断食法

若食用不当，有热量摄取过多或过少的危险

水断食法

危险性相当高，食用不当会伤害身体健康

酵素食品断食方式建议

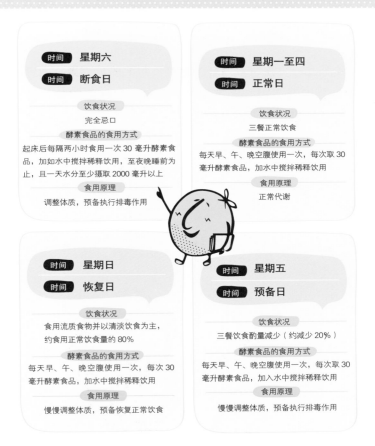

时间 星期六

时间 断食日

饮食状况

完全忌口

酵素食品的食用方式

起床后每隔两小时食用一次 30 毫升酵素食
品，加如水中搅拌稀释饮用，至夜晚睡前为
止，且一天水分至少摄取 2000 毫升以上

食用原理

调整体质，预备执行排毒作用

时间 星期一至四

时间 正常日

饮食状况

三餐正常饮食

酵素食品的食用方式

每天早、午、晚空腹使用一次，每次取 30
毫升酵素食品，加水中搅拌稀释饮用

食用原理

正常代谢

时间 星期日

时间 恢复日

饮食状况

食用流质食物并以清淡饮食为主，
约食用正常饮食量的 80%

酵素食品的食用方式

每天早、午、晚空腹使用一次，每次 30
毫升酵素食品，加水中搅拌稀释饮用

食用原理

慢慢调整体质，预备恢复正常饮食

时间 星期五

时间 预备日

饮食状况

三餐饮食酌量减少（约减少 20%）

酵素食品的食用方式

每天早、午、晚空腹使用一次，每次取 30
毫升酵素食品，加入水中搅拌稀释饮用

食用原理

慢慢调整体质，预备执行排毒作用

一周断食计划·成为更健康的自己

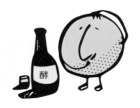

酵素食品断食效果

酵素食品断食法可以消耗多余且不需要的营养素，减少体内负担，并能稳定内脏器官状态，使身体机能正常化，更可增强新陈代谢及免疫力，减缓退化机能。

随着现代饮食精致化、外食普及化，使我们普遍无法摄取足量的营养素。酵素食品采用多种蔬果为原料，经微生物发酵而成，产出含有完整营养的健康补充品，小分子结构可以立即被小肠吸收，不仅被喻为细胞的"黄金营养餐"，更能协助改善平日饮食缺失，增强体内千种酵素的催化作用，矫正新陈代谢流程，常保活力元气！

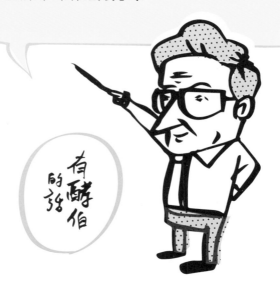

有酵伯的话

拒当盲健客　健康要有酵

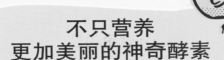

不只营养
更加美丽的神奇酵素

　　丰富的高营养价值，使得酵素食品在保健补给界拥有一席之地。在几乎人人追求"黄金窈窕体态"的今日，酵素更被誉为"高度有感"的窈窕辅助品。究竟，酵素与我们梦寐以求的美好体态有什么关系呢？

减重必修 优良蛋白质要补充

　　酵素食品含有丰富、完整的必需胺酸，可供身体组织重建，同时也是调整肝脏代谢机能的重要元素，因此，补充足够的优良蛋白质与适量糖类，减少脂肪摄取，就是减重者们极其重要的第一堂必修课。

一瓶抵多罐 用喝的综合维生素

　　酵素食品含有丰富的维他命与矿物质，可维持减肥期间新陈代谢的持续运作。丰富的维生素，可维持皮肤健康，并促进热量代谢与水分排除；矿物质如钾，可促进代谢性水分排泄，钙可以抑制肥胖荷尔蒙分泌，磷能加强能量代谢，镁则可维持正常造血机能与神经系统维护。

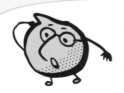

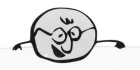

满满益菌　体内环保没问题！

　　我们的肠道内有 100 种以上的细菌，大致可分为"有益菌"和"有害菌"。当有害菌增多时，就易产生便秘，造成中广型肥胖，进而引发高血脂、高尿酸、高血糖、癌症等病症。酵素食品含有丰富的乳酸菌群，可改变肠道菌丛生态，使排便顺畅，更能帮助调节体质与维持消化道机能。

告别老化　SOD 帮你顾面子

　　减重期间，因代谢产生的自由基会突然倍增，造成细胞组织的破坏。当代谢废物堆积至皮肤组织时，就容易造成皮肤暗沉与斑点。酵素食品富含的微量矿物质与 SOD 成分，提供细胞防御力，加上强化肝脏解毒的效果，使得减重期间补充酵素食品的人，能保有良好的肤况与健康的肤色！

第六章

酵素与酵素食品问与答

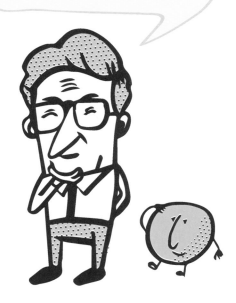

拒当盲健客　健康要有酵

酵素篇

Q1 **什么是酵素?**

答：酵素又称为"酶"，是由蛋白质所构成，是维持身体正常功能、消化食物、修复组织所必需。酵素在人体内担任催化的功能和角色，若人体缺乏酵素，则体内所有的活动都将停止。所以，尽管有足量的维生素、矿物质、水分及蛋白质，如果没有酵素，仍无法维持生命。人体本身能由胰脏、肝脏细胞来合成酵素，也能从食物中获取，生鲜的蔬果及各种蔬菜类中都富含酵素。

Q2 **多吃蛋白质丰富的食物，是不是就等于补充酵素?**

答：酵素是属于蛋白质的一种，蛋白质含量丰富的食物有奶类、鱼类、肉类、豆类、蛋类，在生食的情形之下确实可以摄取到消化分解酵素，但是一经过高温烹调，蛋白质即变性失去酵素活性。以目前国人习惯吃熟食的饮食习惯来看，并无法从高蛋白质饮食中摄取足够的酵素。

人体内的酵素有何特性？

Q3 **答：**酵素是属于一种蛋白质，因此对热很敏感。酵素的活性会随着温度的上升而增加，但当温度达到 45℃ 以上时，其酵素活性就会开始随着温度的上升而下降，所以高温烹调的食物就会失去酵素活性。酵素还具有"专一性"，每一种酵素只能催化一种生化反应，因此人体内的酵素种类高达数千种。

为什么需要补充酵素？

Q4 **答：**人体的肝脏、胰脏虽然可以自行分泌酵素，但是随着年龄的增长，分泌酵素的能力会逐渐下降，也会因饮食、生活习惯、污染、压力、抽烟、喝酒等导致人体酵素流失，因此必须从日常食物中摄取。但大部分的酵素经烹调加热后，会降低酵素的活性并失去其作用，所以需要借由外界食物来补充酵素，保持体内足够的酵素量以确保健康，远离疾病。

拒当盲健客　健康要有酵

Q5 什么是消化酵素？

答：常见的消化酵素一般有三种：① 淀粉分解酵素，专门分解糖类；② 蛋白质分解酵素，负责分解蛋白质；③ 脂肪分解酵素，负责分解脂肪。未成熟的木瓜、凤梨均是消化酵素极佳的来源（木瓜酵素、凤梨酵素），主要为蛋白质分解酵素。

Q6 什么是新陈代谢酵素？

答：新陈代谢酵素是一个统称，人体内除了消化酵素之外的酵素皆可称之为新陈代谢酵素，举凡心跳、呼吸、吸收、代谢、说话、思考等生命现象的各种反应执行时，所需的酵素皆称之为新陈代谢酵素。常见的有转移酶、异构酶、氧化还原酶、水解酶、裂解酶、接合酶等。新陈代谢酵素须由人体自行制造，无法由一般食物中直接摄取。

Q7 什么是抗氧化酵素？

答：SOD 是抗氧化酵素中最具知名度的一种，也是抗氧化能力很强的抗氧化酵素，被用来协助消除自由基，保护细胞免受自由基破坏。常见于大麦草、小麦草、绿色花椰菜、甘蓝菜及其他绿色植物中。

Q8 酵素和酵母是一样的吗？

答：酵素的本质是蛋白质，来源为动、植物萃取，或经微生物发酵培养后再经萃取、浓缩等制成；而酵母是单细胞生物，以糖液利用酵母菌发酵后所得的物质，两者是完全不一样的。

Q9 酵素可以用来减肥吗？

答：酵素本身除了含有丰富的营养外，又具有很大的分解作用，所以能对所摄取的食物进行有效的消化、吸收和利用，因而不易屯积废物、毒素、脂肪于体内。

Q10 人体缺乏酵素会变胖吗？

答：过度肥胖以及循环系统有疾病的人，是因脂肪酶不足所引起，而脂肪酶是用来分解脂肪、燃烧脂肪以产生热量。若是煮过的食物，其脂肪酶已被破坏，以致于高脂肪食物中的脂肪容易囤积在肝脏、肾脏等内脏器官中，形成脂肪肝。脂肪过多会阻塞血管，造成心脏病、高脂血症，也会让细胞的更新变慢，所以肥胖的人比较容易生病。

Q11 酵素可以用来治病吗？

答：人体内酵素存量越多则免疫力越强，身体自然就越健康。有许多先天代谢疾病是因为酵素缺乏所引起，而酵素在疾病上的反应，就是新陈代谢的速率，如发烧、急性发炎疾病、肺炎、盲肠炎、肺结核等患者，其尿液及粪便中的淀粉值会升高（表示体内酵素分解淀粉的代谢能力变差）。当发烧时体温会升高，酵素的消耗越多，其他剩余酵素的工作量就越重，造成体内酵素的负担。因此适量地补充酵素，对于疾病的抵抗是绝对有帮助的。

Q12 长期食用酵素会使皮肤更年轻美丽吗？

答：酵素具有活化细胞、修复皱纹、延缓老化等功能，且可以促进新陈代谢，使肌肤看起来容光焕发。人体的细胞组织内存在许多天然酵素，皮肤也是，其中含有功能各异的不同酵素，有的促进真皮层细胞生长，将老旧皮肤新陈代谢掉；有的负责抵御紫外线对皮肤造成的伤害，抑制黑色素形成；有的可以促进真皮层内的胶原蛋白与弹力蛋白形成，以保持皮肤弹性、紧密细致，让皮肤自然看起来更年轻有光泽。

Q13 酵素能够降低胆固醇吗？

答： 你听说过野生动物罹患动脉硬化症吗？应该没有吧！因为它们都吃富含酵素活性的生食，所以不会缺乏酵素。而酵素能够分解脂肪、清除血管壁上的胆固醇，避免引发心血管疾病，因此酵素具有降低胆固醇的功能。

Q14 日常生活中该如何补充酵素？

答： 酵素一般存活在生鲜蔬菜、水果、肉类中，一经高温加热过程，即会降低酵素的活性并失去其功能。所以每天多吃生鲜蔬果或从外界补充富含酵素的产品，能保持体内有足够的酵素量，确保健康远离疾病。

酵素食品篇

Q15 酵素食品的原料为蔬菜水果或是某些中药材，多数属于偏凉性，长期喝会否让体质偏寒？

答：确实一般蔬果多数偏寒性，如大白菜、萝卜、冬瓜、西瓜等，但有经验的公司经过多年的研究，知道接菌后哪些种类蔬果分解出来的营养素会较平均，以及根据属性的特性，该把哪些蔬果归类在一起等，所以在产品研发之初就应该考量这个问题。每种蔬果（中药材）的特性不一样，所以在发酵过程中特别针对这个部分，利用技术上的突破，以独立桶的发酵形式，将适合一起发酵的蔬果放在同一桶中发酵。另外在蔬果（中药材）原料上亦会注意并筛选及分配各不同属性的比例及含量，所以不会影响到效果。

Q16

额外使用酵素食品后，会不会人体就不再自行制造酵素了？

答：使用酵素食品可以直接补充消化分解食物所需的各类酵素，另外还可以补充肝脏及胰脏细胞制造身体各类酵素所需的营养物质，所以补充酵素食品非但不会使人体制造酵素的功能停止，更可以帮助身体内的酵素维持正常平衡。

Q17 食用新鲜、生的食物才含有酵素成分吗？

答：是的。因为生食可以保留较多的酵素，全球酵素权威爱德华·豪威尔医师指出"酵素营养的定律：生命的长度与人体消耗酵素的速度成反比；增加食物中酵素的摄取量，可以减少体内酵素的消耗速度；更重要的是酵素可以排除毒素，平衡体内酸碱，进而修补细胞，调整体质"。至于热烹调只会摧毁酵素，尤其中国人爱吃热炒、热食，所以更需要借由酵素食品来补充体内酵素。

Q18 常吃不含酵素的食物对器官有何影响？

答：如果长期吃不含酵素活性的食物（如不吃蔬果，只吃肉类），人体胰脏细胞就必须分泌更多的酵素来支撑身体所需，结果可能导致胰脏与脑下垂体病态性的过度肥大，因而影响全身的荷尔蒙分泌与协调，出现多种对身体不利的副作用，造成疾病的发生。

Q19 酵素食品是饮料？还是药品？

答：酵素食品被列为保健食品，而非药品，它能改善疾病、调理体质，且对人体无副作用之虞。酵素食品是种完全营养补充品，能增强人体对所补充营养成分的吸收利用。

Q20 为什么补充酵素比摄取营养素更重要？

答：摄取充足的营养素是维持生命的基本需求，但只有营养素并不能发挥各个器官、腺体的潜力。目前已知，人体的各个细胞、组织、器官、系统中都有酵素，而且一定要有适当的酵素才能发挥作用。因此不管摄取什么营养素，如果缺乏酵素，一样无法完成消化、吸收、输送、代谢与清除废物的功能。

Q21 健康状况良好的人还需要补充酵素吗？

答：人体内的酵素分泌量很有限，如果过度消耗却不及时补充，消化分解及新陈代谢等作用就不能顺利进行，久了就会造成生病、老化。而酵素食品中含有多种身体细胞所需营养素，可以活化细胞功能，对人体有益无害。以预防医学角度来看，必须适时地补充酵素食品，才能维持体内随时消耗的酵素数量，即使健康的人亦需要补充，才是最佳的保健养生选择。

Q22 有过敏困扰者，补充酵素也能有所助益吗？

答： 现代医学已经证实，所谓过敏就是体内缺乏分解该物质的酵素所致，譬如对虾过敏的人，主要是皮肤中缺乏分解虾中成分的酵素，因而出现皮肤搔痒、起疹子等症状。对花粉过敏的人则是呼吸系统中缺乏分解花粉的酵素所致，一接触到花粉就会打喷嚏、流鼻水。另外也有研究指出，消化不完全的蛋白质分子也会产生过敏，如果能够补充体内酵素，就可以像清道夫一样清除血液中残余的蛋白质，改善过敏症状。

Q23 酵素食品与一般营养品有何差别？

答： 其实酵素食品也是保健食品之一，只是每种营养品具有不同的功效。例如：① 综合维他命能补充营养，维持人体正常运作所需；② 深海鱼油含 EPA、DHA，能去除血管的杂质毒素，促进血液顺畅；③ 有益菌能抑制坏菌对人体的破坏、刺激肠道蠕动、改善便秘；④ 酵素在人体中扮演催化剂角色，帮助营养素的消化、吸收利用。

Q24 哪些人需要多补充酶素食品？

答：基本上，每个年龄层的男女都有必要补充酶素食品，包括：成长期的儿童；必须经常熬夜、应酬及生活不正常者；产前、产后或病后休养者；经常感到疲劳、体力不济者；压力大、体弱气虚易疲劳者；偏食及素食者；中、老年需日常保健者；爱美女性；经常饮酒宿醉、抽烟者；接受化疗、放疗者；肠胃不佳者；少食蔬果者；有消化困扰者，更需补充酶素食品。

Q25 是否补充酶素食品后，就不需要再补充综合维生素了？

答：是的。综合维生素的成分仅为维生素及矿物质，但酶素食品除了维生素及矿物质外，还含有丰富的菌二次代谢物、益生菌及微量营养素，更重要的是酶素食品是由天然蔬果发酵制成，其吸收率比一般合成的综合维生素更高。

Q26 酶素食品可以与其他保健营养品一起吃吗？

答：当然可以。酶素与其他营养品的功效经相乘作用后，对身体的保健或许会有更好的效果出现。

Q27 酵素食品和果菜汁有什么不一样？

答：果菜汁是利用数种蔬菜水果加水混合搅拌而成的一种即饮果汁，其能提供的营养素如维生素、矿物质及纤维素较有限，且机器搅拌太久造成温度上升，还会破坏其中的酵素及营养成分。酵素食品则是选用数十种天然新鲜的蔬果为原料，植入有益菌，并经长时间的发酵制成，能提供人体所需的小分子营养素（维生素、矿物质）、分解消化酵素、微量元素、纤维素、抗氧化酵素、菌二次代谢物、益生菌及不同的汉方草本精华，营养功效及价值非一般果菜汁能相比。

Q28 由蔬菜水果制成的酵素食品含有哪些对身体有益的成分？

答：蔬果制成的酵素食品含有：① 菌的二次代谢产物，是一些益生菌代谢后的产物，能提供一些生理活性物质；② 消化分解酵素，如淀粉分解酵素、蛋白质分解酵素、脂肪分解酵素等，可帮助食物有效分解；③ 核苷酸，具有增强抵抗力及改善遗传因子的功能；④ 有机酸，如苹果酸、柠檬酸等，能加速人体对有效物质的吸收；⑤ 多种维生素、矿物质，能提供人体所需营养，促进新陈代谢酵素的生成。

Q29 如何食用液体酵素食品?

答：液体酵素食品可以直接喝或加水稀释饮用，因酵素活性怕高温，因此稀释水温不可太高，以 45℃以下为宜，以免破坏酵素活性。一般保健的话，每日 1~4 次，每次使用原液 10~30 毫升；若是身体有某方面的病痛，则建议从少量开始使用起，再慢慢加量，避免好转反应的强烈产生。至于年龄方面，一岁以上就可以开始使用，随着年龄增长再适时增加使用量。

Q30 已经定期在使用液体酵素食品，还需要另外补充维生素、矿物质或是综合维生素吗?

答：原则上不再需要，因为液体酵素食品内含丰富的维生素

酵素食品与综合维生素的比较

产品属性	酵素食品	综合维生素
人体必需微量元素	天然	合成
人体吸收率	高（液体易于吸收）	低
萃取自汉方本草原料	有	无
有益菌	有	无
分解消化酵素	有	无

跟矿物质，类似液体的综合维他命商品，其中还包含一般锭状胶囊综合维生素所没有的汉方成分、酵素群、有益菌等，所以不需要再额外补充。

Q31 液体酵素食品冲泡了没有马上喝可以吗？

答：建议冲泡后马上食用最理想，因为冲泡后放置的环境跟条件无法完全掌控，而且可能因为冲泡后时间越长，味道变化越多，有些营养素会被空气中的氧气破坏而加速营养素流失，因此建议在冲泡后半小时内食用完毕。

Q32 吃酵素食品对于预防癌症有帮助吗？

答：其实人体内或多或少都存在着坏细胞，而液体酵素食品的主要功能之一是让人体的免疫细胞快速繁殖，适时地补充以维持或增强人体的免疫力。人体的免疫力提升，就能避免癌细胞对人体的破坏，又可以增加体内对抗自由基的作用，让人体维持健康状态，因此经常服用液体酵素食品对于预防癌症而言是有帮助的。

Q33 吃药还能喝酵素食品吗？

答：酵素食品是营养保健品，含有天然的营养素，所以它可以在服药期间搭配饮用，不仅不会影响药性，反而可以加速药品的代谢，减少因服用药物毒素累积产生的副作用，帮助改善病情、快速恢复健康。建议与中西药间隔一小时使用最理想。

Q34 液体酵素食品何时喝最理想？

答：空腹喝的效果会比饭后喝好。因为空腹时，肠胃对酵素食品的吸收情况较好；若是在饭后喝，此时因为还有食物在肠胃中，会混在一起，这时候肠胃对酵素食品的吸收率就差一些了！但胃不好或有胃溃疡及胃较敏感者，初期请改于饭后使用，以避免刺激胃，产生不舒服感。

Q35 酵素食品中的酵素活性会被胃酸破坏吗？

答：食物中的酵素或大部分的酵素补充品进入消化系统后，会与体内的消化酵素发生协同作用，使食物更容易消化吸收，因此没有所谓被胃酸破坏的情形。经研究发现，从食物进入口腔与唾液发生作用开始，当抵达胃上部时，淀粉大约已经消化了六成，蛋白质消化了三成，脂肪分解得比较慢，大约只有一成，所以不需有此疑虑。

Q36 酵素食品需要长期使用吗?

答: 酵素食品为纯天然的保健食品,并非药品,所以其对身体的改善也是循序渐进的。当身体服用一段时间之后,其有效成分在身体慢慢累积多了,才能形成一定的作用,效果才能慢慢感受得到。所以建议最好长期使用,才能发挥最大的身体保健效果。

Q37 长期饮用酵素会不会有副作用?

答: 酵素食品是由天然蔬菜水果制成的,是纯天然的保健品,饮用后不会产生任何副作用,但某些族群因特殊体质关系而会有"好转反应",如腹泻、疲倦、全身酸痛等外,这并非所谓的副作用。

Q38 什么是好转反应?

答: 又称为"暝眩反应",是指每天食用固定产品、固定量,且连续食用 3~5 天后,产生不适症状(每个人所表现出的不适症状会因个人身体状况而异,尤其易发生于身体内最虚弱或是已生病的脏器,如曾患过胃溃疡,可能会觉得胃部疼痛),那是因

拒当盲健客 健康要有酵

为饮用酵素食品后，身体细胞正在进行排毒与修补受损组织所引起。此时建议减量食用，不适症状持续 7~10 天即会减缓或是消失。若符合以上原则，即为暝眩反应。

Q39 初期使用液体酵素食品，感觉身体改善许多，但持续使用一段时间后怎么反而不觉得有特别的改善效果，是不是没用了？

答：酵素食品的补充在初期是调理身体，补充身体细胞所需要的营养，让身体恢复到健康状态。使用一段时间后，因身体机能已经调理得差不多了，相对的会觉得产品的功效变得较不明显，此时一定要再继续补充，这样才能让身体维持在健康的状态，达到增强体质的效果。

Q40 已经连续使用酵素食品一段时间，为何身体都没有明显的改善出现？

答：因个人体质而有所差异，如果是身体上有某些疼痛或是疾病者，使用一段时间后会觉得效果很明显；如果本身就是很健康的人，因为身体的机能原本就不错，所以会觉得感受较不明显，这样更值得恭喜，表示身体很健康。持续使用酵素食品，就使身体的健康情形持续在较好的状态。

Q41 胃不好的人可以吃液体酵素食品吗？

答：胃不好或是有过胃溃疡者，表示此人的胃细胞已受损，借由食用酵素食品，可经由酵素食品中的多元营养素，如维生素、矿物质、核苷酸等有效成分的快速吸收（小分子易被人体吸收），可以补充细胞所缺乏的营养素，进而达到修补的效果，长期可以达到增强体质的作用。所以胃不好的人也可以喝，建议饭后饮用为佳。

Q42 酵素食品可以治疗关节炎吗？

答：酵素具有对抗发炎的功能，酵素食品属一般保健食品，虽无直接治疗能力，但是能带来大量的白血球产生，给予细胞自愈伤口的力量，协助关节炎的改善。

Q43 酵素食品对性功能障碍有帮助吗？

答：酵素食品不是壮阳药品，而属保健食品。但酵素食品对于增强活力有很大的帮助，可增进细胞活性、促进体内的新陈代谢、增强人体的活力，内含丰富的矿物质可以帮助体力、活力充足，也能提升精力。

Q44 酵素食品对不孕症有帮助吗?

答:受孕过程中如果没有酵素,母体内的卵子与精子便无法结合。男女不孕症的原因有很多种,部分原因是酸性体质所造成:男性的精液应呈微碱性,若呈酸性则会抑制精子的活动力,造成不孕;女性的体质若呈酸性,易使女性体内产生抗精子抗体而造成不孕症,并影响女性骨盘的发育,造成难产或不孕。酵素食品可以调整体内的酸碱值,使血液呈现弱碱性,对于不孕症的体质有所帮助。

Q45 市面上的酵素食品吃起来很甜,糖尿病人能食用吗?

答:有疾病者,表示此人的细胞已受损,借由食用酵素食品,经由酵素食品中的多元营养素,如维生素、矿物质、核苷酸等有效成分的快速吸收,可以补充细胞所缺乏的营养素,进而达到修补效果,长期可以达到增强体质再生的作用。另外,糖尿病人并非不能摄取糖分,只要控制其总热量及糖分摄取量,若每天食用1~2次,每次30毫升,是不会有影响的。

Q46 老年人、小孩、哺乳及怀孕妇女是否也可使用酵素食品?

答:可以的。酵素食品完全是由天然的食材,加入安全的菌株，经过发酵而成，且经过重金属、农药检测，无任何危害身体的成分，所以老年人、小孩、哺乳及怀孕妇女皆可放心食用。

Q47 喝酒时，搭配饮用酵素食品可以解酒是真的吗？

答： 没错。因为酵素食品可以分解酒精中的乙醇，加速促进体内酒精的代谢，使其不会影响我们的神经系统，自然就不容易酒醉。建议可以在饮酒前、中、后各饮用 30 毫升酵素食品，效果最佳。

Q48 酸性体质的人可以喝酵素食品来调整吗？

答： 人体的酸碱值一般维持在 7.35 ~ 7.45 的弱碱性，当吃大量肉制品及淀粉等酸性食物时，易使体质呈现酸性。要将酸性体质调整成碱性体质，就要多吃蔬菜水果这类属于碱性的食物，以蔬菜水果为原料的酵素食品自然就是调整体质的首选。

Q49 身体有疾病要怎么食用液体酵素食品？

答： 本身患有疾病者，更要使用液体酵素食品，因疾病会使人体变得更加虚弱，而补充液体酵素食品可以让人增加体力、补充元气。建议空腹食用最好，若是肠胃功能较弱，则建议改成饭后食用。

Q50 酵素食品有加防腐剂吗？

答： 发酵技术制成之基本形态皆为液态，因此酵素食品是利用提高原液浓度，增加对活菌体的渗透压力，一方面抑制原液中活菌的活性，使之暂时呈休眠状态；另一方面外来的坏菌会因此高渗透压的环境而无法存活，使得原液能得到良好的保存，不需放任何防腐剂，是最科学且最安全的保存方式。

Q51 酵素食品只能以冷水稀释来喝吗？

答： 酵素食品本身属酸甜口感，除了一般以冷水调和稀释外，也可以加在酸甜口感的果汁中稀释饮用，或是将原液直接加在生菜中当做沙拉酱搅拌食用，可以呈现出不同的口感风味。

Q52 为何液体酵素食品喝到最后时底部会有沉淀，口感也变差？

答： 沉淀是属于天然的现象，部分是因为部分有效成分，如樟芝或大豆异黄酮等，较不易溶于液体中，所以当静置一段时间后就会慢慢沉淀。酵素食品内有活菌，当活菌不小心于休眠状况下再次被启动、产生二次发酵时，所产生的代谢物就会沉淀。所以，建议店家或消费者于每次使用前轻轻摇晃，使之均匀后再使用。

Q53 酵素食品该如何保存？

答：由于酵素活性于45℃以上时会慢慢失去活性，建议未开封时置于阴凉处，避免阳光直射；开封后则请置于冰箱内保存，并尽速食用完毕。

Q54 有些人食用液体酵素食品一段时间后，会出现腹泻情形，但停用一段时间后就又恢复正常，为什么？

答：液状的酵素食品因为含有酵素、纤维素、菌株等，会有促进肠胃蠕动的效果，使排便变顺畅。但某些人属特殊体质，会呈现腹泻状况，建议可以先少量多次，或初期在饭后使用；并提醒请不要中断食用酵素食品，饮用一段时间状况就可以改善。

Q55 为何喝液体酵素食品后会便秘？不喝就恢复正常？

答：酵素食品的原料皆取自于新鲜蔬果，也运用益生菌来分解发酵，对于肠胃道的改善是最佳选择。但是如果平日的水分及

拒当盲健客　健康要有酵

膳食纤维摄取不够，使用液体酵素食品会快速刺激肠胃蠕动、新陈代谢，此时若水分摄取没有相应增加，会造成残渣足够、但水分不足，而使排便不易，形成便秘。所以建议多喝些水，情况自然可以改善。

Q56 酵素食品要吃多久才会对身体有所改善？

答：要视个人的体质、吸收情形而定。有的人使用了一两个星期就有感觉，也有的人使用了一两个月才有感觉。

Q57 为何喝完液体酵素食品后常会觉得非常口渴？

答：因为液体酵素食品中的完整营养元素开始活化体内细胞，促进全身新陈代谢，而体内代谢需要水分参与，所以此时若水分摄取不足，就会觉得口干舌燥。此时期的水分摄取应比平常更多，若平常喝 1 500 毫升，此时可能要增加到 2 000 毫升以上才足够。

Q58 酵素食品的口感为何不像一般包装饮料般是固定的？反而有时会偏酸，有时又会有不同的风味？

答：因为制造酵素食品的原料为纯天然蔬菜、水果，这些原料的口感及风味会因天气、温度、雨水量、采收季节的不同而有所差异，因此发酵出来的口感会有些许不同，但其内的有效成分及其功效不会受到影响。

Q59 粉状酵素与液体酵素食品，哪一种对于身体的健康维护较好？

答：蔬果发酵完后最原始的是液态形式，也就是液体酵素食品，粉状则是由液体酵素食品经低温脱水干燥而成，所以液体酵素食品所包含的营养素最不易流失及变化，能保存住最丰富且完整的营养元素，还含有菌的二次代谢产物，可以活化细胞、修复细胞、增强体质。而粉状酵素食品只是以单纯的消化酵素或乳酸菌为主，对身体的健康维护还是以液体酵素食品为最佳。

Q60 有些粉末酵素食品使用后对排便有改善，但停用就没有效，为什么？

答：一开始使用粉末状酵素会觉得有效，那是因为长期以来在人体内堆积了很多的宿便和毒素，所以一开始在进行体内环保的时候会将这些物质排出；等到体内的宿便和毒素排得差不多时，就会觉得吃的效果比较不明显，是因为身体机能趋于正常化的缘

拒当盲健客　健康要有酵

故。建议可以持续使用，让肠道维持在最佳的状态。

Q61 酵素食品与醋产品如何区别？

答：酵素与醋同样是以蔬果加入微生物及糖进行发酵，通常醋的发酵时间较短，约 1~6 个月时间，而品质优良的酵素食品则最少需发酵540天，才能发酵出最符合人体所需的各类有益物质。酵素食品除了蔬果材料种类较丰富外，其作为发酵使用的微生物种类也较醋来得丰富，因此微生物发酵产生的有益物质比醋更多。另外，酵素食品的主要微生物菌种为乳酸菌、醋酸菌与酵母菌群，风味也与单纯醋酸菌之醋有所不同，口感上较不像醋那样呛味刺鼻难以入喉。

Q62 家庭式自行酿造的酵素有何缺点？

答：通常自行酿造的酵素所使用的蔬果种类、发酵菌种、发酵时间都较少及短，且整个发酵过程中的温度、pH 值、菌种的发酵变化较难以控制，如此一来发酵出的营养物质、酵素种类及数量都比专业生物科技公司所生产的酵素食品来得差，品质也较不稳定。若要拿来作为身体健康保养食用，则其效果较不佳。

酵素食品与醋的比较

比较项目	酵素食品	醋
原料成分	多种，甚至百余种纯天然蔬果，汉方本草等	单一原料
植入菌种数	12 种有益菌	单株菌种
发酵时间	540 天以上	快速发酵（数十天）
接受风味度	酸甜、厚实、顺口，接受度高	呛味重，接受度低
发酵后成分	种类多，含维生素、矿物质、酵素、核苷酸、菌的二次代谢物、汉方有效成分等。并按照需求调整配方比例，创造出专属通路或最适合族群的特定商品及组成部分	种类少、数量少
纯度	过程中没有添加水、纯度高	额外添加水，纯度低
功效、效果	高，含代谢、修补、增强体质，为细胞提供全方位健康补给	低，多为单一成分的单一功效

拒当盲健客　健康要有酵

自制酵素

安全性

● 老菌　　● 常温存放

● 肉眼辨识发酵　　● 一般瓶器　　● 无法把关原料

多元性

● 单一菌种　　● 果蔬量少（20 种以下）

● 发酵时间短

有效性

● 排便　　● 发热、血液回圈（高酒精）

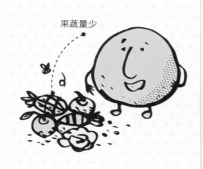

果蔬量少

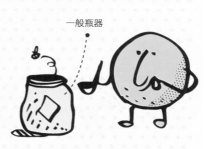

一般瓶器

专业酵素

安全性

- 安全合格菌种
- 温、湿度管控
- 专业品管人员，科学化检验
- 专业发酵桶
- 原料重金属、农药检测

多元性

- 多元菌种
- 果蔬最多（近百种）
- 均衡营养
- 发酵时间长

有效性

- 排便（纤维、有益菌）
- 血液回圈（酵素、蔬果元素）
- Halal 认证
- 调整体质（蔬果营养）
- 众多见证确实有效
- 领导品牌，品质保证

果蔬量多

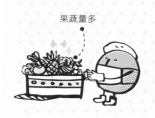

多元菌类

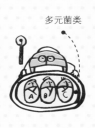

专业品管人员

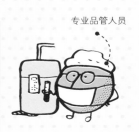

参 考 文 献

［1］新谷弘实.不生病的生活［M］.台北：如何出版社有限公司,2007.

［2］陈俊旭.吃错当然会生病［M］.台北：新自然主义出版社,2007.

［3］爱德华·豪威尔.酵素全书.*Enzyme Nutrition: The Food Enzyme Concept*［M］.
台北：世潮出版有限公司,2008.

［4］亨伯特·圣提诺.食物酵素的奇迹［M］.台北：世茂出版社,1998.

［5］江晃荣.酵素健康法［M］.台北：世茂出版社,2005.

［6］谢明哲.营养博士教你自然排毒最健康［M］.台北：三采文化事业有限
公司,2006.

［7］康鉴文化编辑部.全食物排毒密码［J］.台北：康鉴文化编辑部,2007.

［8］李丹.日常生活实用排毒法(The Tao of Detox)［M］.台北：相映文化出版社,
2007.

［9］健康资讯研究社.酵素健康长寿法［M］.台北：正义出版事业有限公司,
2007.

［10］陈彦甫.神奇的酵素：酵素给你元气100%［M］.台北：福地出版社,2005.

［11］张士行.活酵素——大鱼大肉也能活到130岁［M］.台北：元气斋出版
社有限公司,2007.

［12］鹤见隆史.超级酵素［M］.台北：世茂出版社,2005.

［13］邱彰,孙荣良.健康、美白、抗癌——神奇的酵素［M］.台北：跃升出版社.

［14］钟杰.华人御医钟杰博士谈能量自愈力［M］.台北：三采文化事业有限
公司，2007.

［15］生田哲.图解免疫与自然治愈力［M］.台北：原水文化出版社,2007.

［16］二十五位台大医师与营养师团队.十五大慢性病饮食全书［M］.台北：原水文化出版社.

［17］苹果屋编辑部，陈韻帆审订.图解市售保健食品［J］.台北：苹果屋出版社,2007.

［18］日本保健食品协会.保健食品活用事典［M］.台北：三采文化事业有限公司,2005.

［19］中屿洋子，蒲原圣可.营养素全书［M］.台北：世茂出版社，2004.

［20］三采文化编辑部，李青蓉审订.维生素、矿物质事典［M］.台北：三采文化事业有限公司,2004.

［21］赖滋汉,赖业超.食品科技辞典［M］.台北：富林出版社,2009.

［22］戴佛香,陈吉平.最新微生物学辞典［M］.屏东：睿煜出版社,1993.